マインドフルネス・ダイエット

Yamaichi Daisuke
山市大輔
監修・著

Yokoyama Kiwako
横山貴和子
著・絵

頑張らないから痩せていく

Ψ
金剛出版

目　次

プロローグ

　糖質制限ダイエット(つらい！),バナナ食べるだけダイエット(飽きる！),●●筋トレダイエット（苦行！）など山ほどあるダイエット法には一つの共通点があります。それは，痩せるために何かを我慢したり，制限したり，苦労を強いられることです。

　人間には,「我慢」や「苦労」をするとよい結果が得られるという思いこみがあります。特に日本は,「石の上にも三年」「堪忍は一生の宝」なんてことわざがたくさん存在します。残念ながら我慢や無理は体重減少とは無関係どころか，長続きせず，挫折やリバウンドをもたらします。「欲しがりません。勝つまでは」という古い思想では，むしろ悪くなる一方です。

　私も“我慢型”の食事制限ダイエットに挑み続けては，ストレスと体重をますます溜めて，挫折を繰り返し，うまくいかない理由を自分の精神力や我慢が足りないからだと思い込んでいました。精神科医になり,我慢や制限を続けることは医学的に人間にはできない,向いていないことをようやく悟り，これまでの食事制限ダイエットをやめました。そして，本当に好きなものを好きなだけ味わって食べる“マインドフルネス・ダイエット”を始めてから，何の苦労もなく，体重が92kgから72kgへと急降下し，その後も健康体重（BMI22前後）を3年以上維持しています。

でぶねこ 🐱 「何を言っているんだ！　好きなものを好きなだけ食べているから太っているんだ」

でぶざらし 🐹 「そうよ！　好きなだけ食べたら"とんでもない肥満"のでき上がりじゃない。我慢や苦労をせず痩せられるわけがないのに。あ，言っておくけど，私は肥満じゃなくてただのぽっちゃりなので，参考程度にたまに聞いておくわ」

Dr Neco 🐱 「そう思われた人にこそ，ぜひこのマインドフルネス・ダイエットを試していただきたい。もちろん我慢や食事制限で体重を減らせている人も存在します。しかし，それはごく一部の，我慢の人たちの話であり，凡人の私にできると思っていたのが間違いでした。度重なる失敗に茫然自失となり，こんなこともできないのかと自分を恥じ，自信を失っていきました。しかし，私はダイエット法を学ぶにつれ，こう思うようになりました。気付いた，と言うべきかもしれません。『私は"我慢しないこと"については得意である』と。あ，今笑いましたね？　私はいたって真剣ですよ」

でぶねこ 🐱 （笑。変な医者なのかな，大丈夫かな……？）

でぶざらし 🐹 （えっ確かに私も我慢しないことが得意だけど……仲間？　この先生もしかしてすごい？）

　今，この本を手に取っているあなたはどうでしょうか？　私と同じように我慢が苦手だと思われたことがあったのではないでしょうか（もし我慢や制限をするダイエットを求めていらっしゃるのでしたら，全く関係のない話が続くので，そっとこの本を棚に戻してください）。

でぶねこ 🐱 （……。まあとりあえず読んでやろうか。別に我

慢はできなくもないけどね……。）

Dr Neco 🐱 「誰にでも向き不向きがあります。『ダイエット＝
食事制限／運動』という常識に縛られないで下さい。そんなに得
意ではない『我慢』は，ひとまず置いておいて，『好きなものを
好きなだけ食べて痩せる，**マインドフルネス・ダイエット**』につ
いて，一緒に勉強していきましょうね」

でぶねこ 🐱 （……そんなうまい話があるだろうか。全くの嘘
だったら口コミに低評価つけてやろう）

でぶざらし 🐻 「はい！！」

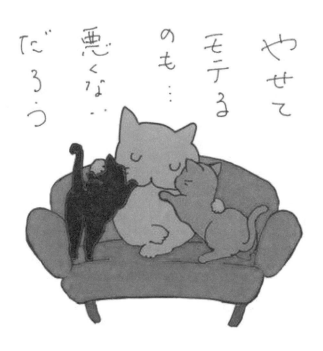

第 **1** 章 | 医師が 1 年半で 20kg 痩せた！ 90kg → 70kg に, なぜ苦も無く痩せられたか

痩せたいのに痩せられない日々

　私はマインドフルネス・ダイエットを始めてから 1 年半で 20kg 体重が減りました。それまでにも，炭水化物や脂ものを避けて，野菜を先に食べたり，間食をやめたりなど頑張ってはいましたが，全く続かず，気が付けば，体重は 90kg を超え，健康診断では肝機能異常まで指摘されていました。ここまで太った理由は，社会人になり，ただ疲れるだけでなく，言いたいことや，やりたいことを押さえ込む「我慢」が大幅に増え，一番手軽なストレス解消が食事になってしまっていたことでした。

■ ストレス食いの日々

　朝や昼は忙しく，ほとんど食べないので，疲労困憊で病院を出る頃には，空腹感がマックスで，中華料理屋に直行，席に着くなり，日中の鬱憤を晴らすようにラーメン，炒飯，唐揚げと矢継ぎ早に注文し，流し込むようなスピードでがっついていました。次から次へと口に頬張り，熱いまま飲み込むのが快感で，仕事だけで一日が終わってしまうことの退屈さや虚しさをスッキリさせたかったのです。

　一方で，早く家に帰って，風呂に入ったり，テレビを見たりもしたかったので，食事に 5 分もかけずに店を出るような慌ただしい生活で，「食べすぎちゃったな」という罪悪感が強い時は，脂肪の吸収を抑える等と謳っているトクホのお茶で誤魔化すのが日常でした。

■ 失敗続きの食事制限

　日々立派になっていくお腹を眺めて，流石にまずいぞと，白米を玄米にしたり，ご飯を小盛りにしたり，菓子類を我慢したりといろいろ試してみるものの，「量が少ない」「美味しくない」といった欲求不満がむしろ募っていくばかり。我慢したその日の夜中にはもう小腹が空き，「ちょっとだけ」と食べ始めたポテトチップスを結局，1袋食べきってしまう。こんな風にうまくいかないと段々と投げやりになっていきます。そんな時に，外食先で「大盛無料」なんて書いてあるのを見ると，つい大盛にしてしまうので，元のドカ食い生活に戻っていく，なんてことを繰り返していました。

　「いやいや，全然痩せる気ないじゃん」とツッコミを受けそうですが，痩せようと自分なりに頑張ってはいたのです。ただ，数々のダイエット法に対して，「ただでさえ疲れているのに，そんなに我慢したり，新しく運動するなんてできないよ，勘弁してくれ！」というのが本音でした。まさに「分かっちゃいるけどやめられない」状態だったのです。

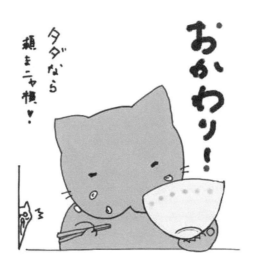

■ 邪魔してくる周りの人たち：フードハラスメント

　　　私は明らかに健康を害する程の肥満だったのに，「そんなに太ってないじゃん」「少しふくよかな方が威厳がでるよ」などと肥満を肯定してくる人たちがたくさんいました。さらに，私がダイエットしていることを知ると，たいてい「まあまあ今日はいいじゃないか」「食べないと元気でないよ」と美味しそうな食事を勧めてきました。まるで，私のダイエットが失敗することを願い，誘惑してきているのではないかと疑心暗鬼になります。周りの人たちがそのような言動をとる理由は，他人が誘惑に負けるさまを見て，「皆，欲には勝てないのだ」と安心したいからなのかもしれません。「せっかく痩せようとしてるのに，誘惑してくるなよ！」とやや怒りを覚えたものの「結局食べてしまう自分が悪い」と落ち込み，さらに自信を失っていきました。

まとめ

- 痩せなきゃと頭では分かっていても食事制限はできなかった
- そんな自分が嫌で，それがストレスで食べてしまう悪循環

第 2 章 我慢型のダイエットがダメな理由

メンタルに頼っていたら痩せられない

　　皆さんもこんなパターンを経験したことがあるのではないでしょうか。そんな私の食生活の転機は，マインドフルネスとそれを自然に体現していた妻との出会いでした。

　　精神科医の私には，力動的精神療法，認知行動療法，森田療法……（もちろん皆さんは覚えなくて大丈夫です）などのさまざまな精神療法に触れる機会があり，マインドフルネスはその中の一つです。妻は元々マインドフルネス的な食べ方を実践していて，それを妻に教わりながら，さらに学術的に2人でマインドフルネスを学ぶ中で，体重が減らないのは，ダイエットのやり方に問題があり，自分の精神力や忍耐力の問題ではないと気付き，無理や我慢をしない

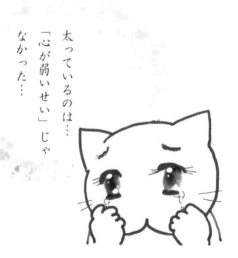

太っているのは…
「心が弱いせい」じゃ
なかった…

自然な食べ方になってから，私の体重は1年半で20kg減少し，体内年齢は10歳分若返ったのです。

　実際に今も私が続けている工夫を全てご紹介していきますが，一番大きなポイントは，食事制限が無謀な試みであることに気付き，「肥満＝自己管理のできない人」という思い込みがなくなったことです。しかし，なぜ我慢型のダイエットはうまくいかないのでしょうか。

食事はむやみに制限すればするほど太っていく

　あなたが，この本を読んでいるということは，何らかの食べ物，特にラーメン，ドーナッツ，ケーキ，揚げ物といった高カロリー食品を控えているのではないでしょうか。

でぶざらし 「いや，私はそんなに控えてないよ！」

Dr Neco 「という人でも，食べた後に『食べちゃったなぁ……』と，少しでも罪悪感があれば，それは心の中で制限をかけていることになります」

でぶざらし，でぶねこ 「そ，そうなの？！」

Dr Neco 「食べ物を制限することで，あなたがそれを食べられる機会は減ることになります。つまり，制限した食べ物の希少性（ゲームなどで言う「レア度」です）が上がり，その分価値をより多く感じるようになってしまいます。制限することで，それをもっと欲しくなってしまうのです。回数を制限されると人間がますますのめりこんでいく例としては，4年に一回のオリンピック，期間限定の商品，確率1%以下のスマホゲームのウルトラレアなアイテムなど，数え切れないほどあります」

でぶざらし 「先生オタクじゃない？」

■ 食べないと出てくる「食欲ホルモン」グレリン

　　極端に食事制限すると，身体は飢餓状態となり，胃からグレリン
というホルモンが放出されます（下図）。グレリンは，生物学的な
危機から抜け出すために，「食べなさい」と命じる信号を出し，脳
に作用します。そのため，人間は絶食の反動で，必ず食べてしまう
のです。極端な食事制限の後にリバウンドするのはある意味自然現
象です。繰り返しますが，あなたの弱さのせいではないのです。

生理反応は我慢できません
我慢や無理は今すぐ止めましょう

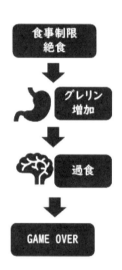

■ 禁止されると余計に燃え上がる人間の本能

　　食事制限の問題は生理反応だけではありません。今までポテトチップスや清涼飲料水は体に悪いので控えなさいと言われませんでしたか？　そのように制限されると，希少性の高い，まさに甘美の味になってしまい，歯止めが効きにくくなるのです。

　　逆に，健康に良いから，どんどん飲みなさいと勧められる青汁や野菜ジュースは，飲み始めると止まらなくなるという人がいるとはあまり聞いたことがありませんよね。制限されると逆にもっと欲しくなるという現象は，周りから反対される恋愛（！）に似ているかもしれません。教師と生徒の恋愛など，付き合ってはいけない，別れたほうが良いと言われれば言われるほど，燃え上がることがありませんか？　これと同じで，制限されるとその食べ物に余計に恋焦がれてしまうのです。

食事制限をすると暴飲暴食になる

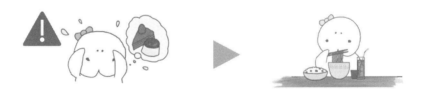

理由
我慢すると、ストレスも溜まり，逆に食べたくなる

理由
制限すると、レア度が上がり，逆に欲しくなる
（希少性）

■ 我慢でみんなが痩せられるならこの世に肥満はいない

　1週間ずっとは起きていられないことや，トイレを1日中我慢できないことなどと同様，食べるという生理反応を抑え込もうとすることが，そもそも不自然です。1週間ずっと起きていようと頑張っても，睡魔に耐えきれず3日目で寝てしまった人に，「根性が足りない」「メンタルが弱い」「自制心がない」と言う人はまずいないでしょう。むしろ，「人間だからそれは無理だよ」と声をかけるはずです。

　しかし，食欲の話になると，急に，メンタルの問題にされてしまいがちです。確かに，食事制限で減量できている人たちもいます。その一部の人たちには合っている方法なのかもしれません。一方で，もしそれが本当に無理のない方法ならば，BMI25以上の「肥満」の人が，現在の日本で男性の29％，女性の21％と実に高い割合を占めるでしょうか。ちなみにアメリカでは，BMI25以上の人は65％を占めるので，もはや標準体型の人の方が少数派です。そのため，食事制限はごく一部の人たちに有効な，特別な方法と考えた方が妥当なのです。

■ 食事制限はどうすれば制限がうまくいくかを教えてはくれない

　　食事制限ダイエットは，何を制限したら良いのかは教えてくれますが，どうすれば上手に我慢できるかは，「強い気持ちを持って」「鋼の意志で乗り越える」などと抽象的なことしか教えてくれません。「強い気持ち」やら「鋼の意志」があるなら，アドバイスなんかなくても，とっくに痩せています。何についても同じですが，抽象的なアドバイスは，具体的で実現可能なアドバイスができないことを誤魔化すために使われることがあります。「具体的にはどうしたらいいですか」と聞いて，「それを考えるのが君の仕事だよ」などと，意味深にこちらの責任にしてきたり，怒り出した時はそういう場合です。浅いコメントを言いっぱなしで，反論されるタイミングも残さないコメンテーターをよくニュースで見かけますが，彼らと同じですね。

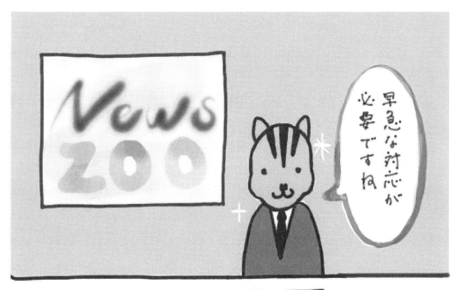

■ 人間は理屈だけでは動けない

　一部のストイックな人たちを除いた大部分の人は「分かっちゃいるけど辞められない」というのが本音でしょう。私たちはロボットではないので，「食べすぎは体に悪いから摂取カロリーは，1,600kcalにしなさい」「糖尿病になるから糖質は減らして，野菜を食べなさい」などと，理屈で説得されても気持ちがついていきませんし，実際に行動するのは困難です。子どもの時に「夏休みの宿題はさっさとやってしまいなさい」と言われて，どれだけの人ができたでしょうか。人間は理性的な一面もありますが，動物ですから，本能や感情があります。理屈だけでは動けないのです。

■ "食事をむやみに制限すればするほど太っていく！" 悪循環

　　私にとって，「食欲」はまるで「川の水」のように感じられました。川に流れてくる水量は日々違いますが，必ず水は流れてきて，無理にせき止めようとしても脇から漏れ出してしまい，水圧に耐えきれずにせき止めるのをやめると，その分溜まっていた水が一気に押し寄せてきてしまうものです。同様に，食欲も，毎日止めどなく出てくるのでせき止めきれず，それまで我慢した分の反動も加わり余計に食べてしまいます。マインドフルダイエットでは，自然に逆らうような我慢や無理はせずに，食べたいものをお腹が適度に満たされるまで食べることを大切にします。

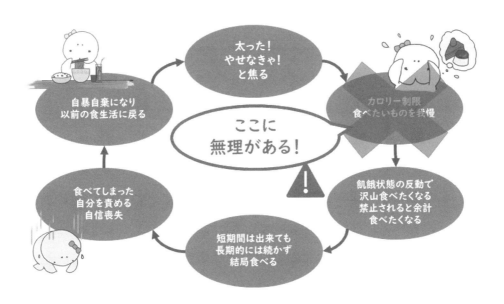

でぶねこ 「食べたいものをお腹が満たされるまで食べたから太ったんだよ。そんなことしても何も変わらないんじゃ？」

でぶざらし 「うん，そんなことをしたら体壊すよね」

Dr Neco 「大丈夫。まずは次の章で，『私たちは本当に好きなものを好きなだけ食べているのか？』ということを一緒に考えていきましょう」

でぶねこ ，でぶざらし 「えっ，そもそもそこが違うの？」

私たちは好きなものを好きなだけ食べているわけではない

　　　　実は，私たちは好きなものを好きなだけ食べてはいません。ここ
で，体重90kgのAさん（大体，以前の私の話です）の食生活を見
てみましょう。

　Aさんはラーメン好きで，特につけ麺が大好きです。今日も行きつけの，濃厚
で旨味が強い豚骨スープが売りのラーメン屋に来ました。いつもは週末に来るの
ですが，たまたま今日は平日の昼間に来店しました。メニューを見ると，普段は
麺が450gまでは無料のところ，平日に限り1,000gまで増量しても無料との文
字が。「これはお得！」と迷わず1,000gを注文しました。さらに平日のランチ
限定で，ミニチャーシュー丼がたった100円で付いてくるというので，当然の
ように注文しました。運ばれてきたつけ麺とミニチャーシュー丼を見て，「ちょっ
と多かったかな」と一瞬思いましたが，「まあ，無料でお得だし！」と，その考
えを振り切りました。

　とにかくお腹が空いていて，普段より量が多いのも嬉しくて，勢い良く食べ始
めたは良いものの，もともと普段食べている450gの麺でも本当はお腹はいっぱ
いだったので，食事の終盤には若干気持ち悪くなってきました。しかし，「食べ
物は残してはいけない，もったいない。無料で頼んでおいて，残してしまったら
店にも申し訳ない」と思い，食べるスピードを落とさず，なんとか食べきりました。

　店から出ると，遅れてやってきた満腹感がどんどんと強くなっていき，吐き気
やお腹の張りも襲ってきました。好きなラーメンを食べられて嬉しくなったのは
最初の少しの時間だけで，食後のAさんの心の中は半日にわたるお腹の苦しさ
と，食べ過ぎてしまった自己嫌悪でいっぱいでした……。

■ 世の中にあふれる食の広告

広告やキャンペーンに惹かれてしまうのは，Aさんだけではありません。日本の総広告費は年々上昇しており，2019年には6兆9,381億円になっています（電通調べ）。この国に住んでいる限り，一度も広告や宣伝を見ずに済む日はありません。あなたも，Aさんほどではないにしろ，「ご飯無料」「ナンがおかわり自由」「ピザを1枚買うとさらに1枚無料」といった広告により，経済的に得をしようとして，ついつい食べ過ぎてしまうことはないでしょうか。

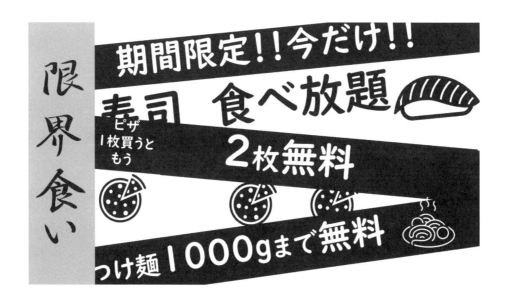

■私たちは「食べている」のではなく「食べさせられている」

　　本来，食事の目的は，経済的に得をすることではなく，適量の栄養をとることと，自分の食べたいものを食べて満足することです。

　　しかし私たちは，自分で決めているつもりでも，意外と広告などの外からの刺激によって行動を決められています。ちなみにＡさんは，脂肪の吸収を抑えるトクホ（特定保健用食品）のお茶で食べ過ぎを誤魔化そうとするので，結局金銭的にもトータルでは損をしていて，これでは自分が食べたいから食べていたというよりは，企業や店の思惑通りに食べさせられていたと言えます。

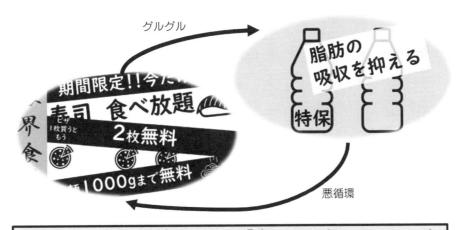

グルグル

脂肪の吸収を抑える

特保

悪循環

期間限定!!今だ
寿司　食べ放題
2枚無料
1000gまで無料
界食

「食べている」のではなく，「食べさせられている」！

食欲だけで食べているわけでもない

　　　　広告などの外からの刺激で食べさせられているだけでなく，私た
　　　　ちは内からの刺激でも食べています。内からの刺激というのは，単
　　　　純な食欲のことだけではありません。再び，Ａさんの食生活に注
　　　　目してみましょう。

　いつもＡさんは仕事を終えると疲れ果てていて，すぐに家に帰りたいタイプ
でした。ただ，直帰するだけだと味気ないので，とりあえずつまめるものを何か
買って帰るのが日課でした。食事はもっぱら外食か，弁当を買って帰る生活でし
た。一人暮らしで，食事中に誰かと話すわけでもないため，静かな部屋で弁当を
ただ食べるのは味気なく，必ず TV やスマホを見ながら食べていました。そうす
ると気がつけば，あっという間に弁当を食べ終わっており，その後は特にやるこ
ともなく暇なので，コンビニでとりあえず買っておいたお菓子類をつまんでいま
した。

　職場で飲み会もあるのですが，職場の知り合い程度の関係の人たちとプライ
ベートで話すのは緊張するので，沈黙が訪れる度に気まずくなり，とりあえず目
の前の食べ物を口に入れたり，お酒を飲んだりして，誤魔化していました。大皿
に食事が少し残っていて次の皿が運ばれてこない時も「大柄なＡさんならこの
残りを食べるだろう」と，周りの人が勧めてくるので，Ａさんは余り物を食べる
係となっていました。たとえ，運ばれてくる次の料理のほうが温かく，美味しそ
うだとしても。飲み会が解散になると，「もうお腹いっぱいだし，これ以上食べ
なくても良いかな……」と思っていても，〆のラーメンを食べに行こうと誘われ
ると，「断ったら気まずくなるし，付き合いの悪いやつと思われてしまうのでは」
と不安になってついつい断れずに，必ずついて行きました。

　夜勤の時は職場（病院）から出られないので，食事はコンビニか出前で済ます
のですが，窓の少ない空気の淀んだ病院に閉じ込められているとストレスも溜ま
り，ついつい出前で炒飯，回鍋肉，餃子などと何品も頼んでしまい，食べている
途中でお腹が膨れて「頼みすぎたな」と思っても，食事を残してゴミ箱に捨てる
ことに罪悪感が沸くので，無理矢理食べきっていました。

■ 心が空っぽだから感じる "偽の空腹感"

　　Aさんの食生活を振り返ると，本当にお腹が空いた時だけではなく，ストレス解消で食べたり，退屈さや孤独感を誤魔化すために漫然と「ながら食べ」をしていたり，人に流されたり，食べ物は捨ててはいけないという自分のルールに縛られて食べていることに気づきます。

　　シンプルに言えば，体ではなく，「心が飢えて食べている」のです。のどが渇いて水分を取っているのではなく，心が渇いて飲んでいるのです。私たちの体は，暇や孤独，寂しさ，ストレスといった "心の飢え" にも反応して，「何だかお腹が空いたな」「何か食べたいな」と空腹感のようなものを訴えてきます。私はそれを "偽の空腹感" と呼んでいます。"偽の空腹感" で食事をしても，本当に飢えているのは心の方なので，いつまでも満たされずに食べ過ぎてしまうことになるのです。

飢えているのは本当にお腹？
それとも心？

空腹！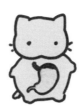

- お腹が減ってなくても，疲れやストレスで心が飢えていると空腹感のようなものを感じてしまう（偽の空腹感）
- 心の飢えで食べてしまうと，当然カロリー過剰となり太る

Dr Neco 「大切なのは，心が飢えている時に生じてくる“偽の空腹感”では食べずに，本当にお腹が空いている時に食べることです」

でぶねこ 「ふーん……でも，本当に心の飢えなんかで空腹感が生まれるのかなぁ？」

Dr Neco 「梅干しを想像するだけで唾液が出てくるように，心や脳の状態が体に影響を及ぼすことは普遍的に見られることです。このように心と体が影響しあっていることを『心身相関』と呼びます」

でぶざらし 「しんしん……？　……うーん，難しくて頭痛くなってきたし，なんかお腹も空いてきた。何か食べよ……（モッキュッ，モッキュッ）」

Dr Neco 「まさにそれですよ。ただ，飢えているのが体なのか，それとも心なのかを見分けるのは容易ではありません。そこで有効なのが，マインドフルネスなのです。いよいよ，ここからマインドフルネスについて紹介していきます」

まとめ

- ダイエットがうまくいかないのは「心が弱い」からではなく方法の問題
- 無理な食事制限は続かないので，長い目でみると太る
- 過剰広告に釣られると太る
- 心の飢えを食事で解消しようとすると太る

第 **3** 章 | マインドフルを知るものは
ダイエットを制す

"マインドフルネス" って何？

　マインドフルネスの詳しい解説は他の本に譲ります。ここでは，
マインドフルネス・ダイエットの理解に必要な要点をかいつまんで
説明していきます。マインドフルネスは「意図的に，価値判断をす
ることなく，今この瞬間に注意を向けること」と定義されています。

でぶねこ　　　「意味不明だよ。『しじみ 5000 個分のち●ら』く
　　　　　　　らい意味不明だよ」

でぶざらし　　「『24 時間働けますか？』くらい意味不明だよ」

Dr Neco　　　「はい，私も学びだした時，そう思いました。こ
　　　　　　　れだけでは全く分からないですよね。まずはマインドフルネスと
　　　　　　　は逆の状態，つまり "マインドレス" な状態について，また A
　　　　　　　さんの生活を見ながら考えてみましょう」

　朝の通勤中，A さんの頭の中は，「職場に着いたらあれをしよう，これをしよう」
などと考え，仕事のことでいっぱいです。そして職場に着いて一息つくと次は，「午
後はあれをしよう，家に帰ったらあれをやらなきゃ」などと考え始めます。帰宅
中は，家で食べる夕飯のことを考え，夕飯の時には明日の仕事のことを考えなが
ら食べています。

こうしてみるとAさんは常に先のこと（未来）に意識があり、職場では家のことを考え、家では職場のことを考え、"今（に起きていること）"に意識が乏しいことが分かります。これを"マインドレス"な状態、と呼びます。

食事の場面をピックアップすると、Aさんの頭の中は「明日は締め切りに間に合うように仕事を終わらせないといけない」と未来に意識が向いたり、「今日は上司にミスを指摘されてしまった。どうして同じことを繰り返してしまうんだろう」と過去に意識が向いていて、目の前に食事があるにもかかわらず、食事に意識は向いていません。皆さんも、食事中に「今日はいつもより魚が新鮮で美味しいな」「ご飯が少し硬いかな」などと、今目の前の食事に意識を向けることなく、未来や過去のことで頭をいっぱいにしていて、気が付けば食事が終わっているなんてことはないでしょうか。

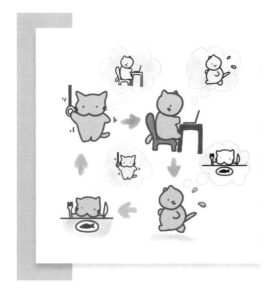

常に先のこと（未来）を
考えている
これは
"マインドレス"な状態

■ 将来は不安，過去は後悔

　　　　人間の意識は未来に向くと，「こうなったらどうしよう」と不安になり，過去に向くと，「どうしてこうなったんだろう」と落ち込みやすくなります。そのため，「意図的に，価値判断をすることなく（感じるままに），今この瞬間に注意を向ける」ことで，そのようなマインドレスの状態から抜け出すことができます。

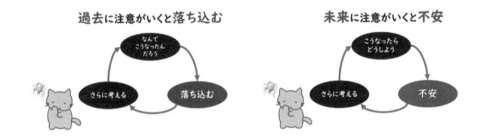

過去に注意がいくと落ち込む　　　　　　未来に注意がいくと不安

過去や未来を考えない時間を作ることも大切

食事中は今に注意を向けよう

■「することモード」と「あることモード」

食事中の
2つのモード

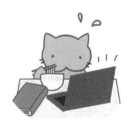

・することモード≒マインドレス
ながら食べ,早食い,ドカ食いなどなど

と

・あることモード≒マインドフル

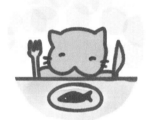

　マインドフルネスでは,人には「することモード」と「あることモード」の2つのモードがあるとされています。「することモード」はシンプルに言えば「段取りモード」です。旅行であれば,移動手段や宿泊先の考えるなどゴールに向けて必要な段取りを考えることを言います。一方,「あることモード」とは,段取りではなく,今の感覚に注意を向け続けることです。旅行なら,「段取りモード」で旅行計画を立てて,実際に旅行先で奇麗な景色や美味しい食べ物を味わっている瞬間は,「あることモード」になっています。旅行先でせっかく奇麗な景色が目の前にあるのに,次の予定に間に合うのかどうかばかり考えていたら楽しめませんよね。

　このように私たちは,この2つのモードを自然と切り替えているのですが,忙しい生活で切り替えがうまくできなくなることがあります。特に食事では,「あることモード」で目の前の食事に集中して味わうことが大切なのですが,Aさんは「段取りモード」であれこれと考えながら食べてしまっていたのです。

■ 食事中は「あることモード」で食べる

　　細かいことを言うと，することモード＝マインド「レス」，あることモード＝マインド「フル」と単純に分けられるものでもないのですが，食事に限れば「することモード」で食べている時はマインド「レス」で，「あることモード」で食べている時はマインド「フル」に食べていると言えます。

　　マインドフルダイエットでは，「することモード」で食事をせずに「あることモード」でマインド「フル」に食事をすることを目指します。次の章では，私がマインドフルに食べるために実践したコツを紹介していきます。

まとめ

- 普段私たちはあれこれ考えながら食べている（マインドレス）
- 漫然と食べずに食事中は「マインドフル」に食べる

第 4 章

食べ方改革！
マインドフルネス・ダイエットとは

ついに登場‼ "マインドフルネス・ダイエット"

でぶねこ 🐱 「確かに，大盛り無料に釣られたり，何となく揚げ物をいつも注文したり，思い当たるところはあるし，ながら食べしたり，ストレスで食べちゃうとかは『あるある』だなぁ。言われてみれば，『味わって食べよう』なんて意識したことは全然なかった。でも，『マインドフル』とか難しそうだし，面倒くさそう……」

Dr Neco 🐱 「『マインドフル』なんて聞き慣れない言葉ですしね。でも，味わって食べてなかったと気づいたら，それだけでもう『マインドフル』の初めの一歩を踏み出していることになります。そんなふうに，食事に意識を向けるだけで，大丈夫ですよ」

でぶねこ 🐱 「そろそろ，おやつの時間だし，早速味わいながら何か食べようかなー」

Dr Neco 🐱 「おっ，マインドフルを試すチャンス到来ですね。マインドフルは食べる前にも大事です。今でぶねこ君はどれくらいお腹が空いているでしょうか？　おやつの時間だからといってお腹が減っているとは限らないですよ」

でぶねこ 🐱 「そっか……いつもこの時間に食べていたからあ

まり考えたことなかったけど，昼に結構食べたから，意外とお腹は空いてないかも？　でもちょっと口さみしいかな……」

Dr Neco　「良い気付きですね！　そういう時は，一旦食べるのを保留にして，他のことをしてみましょう。何かしなきゃいけないこととか，したいことはありますか？」

でぶねこ　「んー，ちょっと部屋でも片付けようかな。あとはちょっと喉乾いたかも」

Dr Neco　「じゃあ，少し片付けしたら，お茶でも飲むのはどうでしょう？　金沢の加賀棒茶をもらったので」

でぶねこ　「おお，そうしよう！」

■ マインドフルネス・ダイエットの２つの鉄則

　マインドフルネス・ダイエットでは，お腹がほどほどに満たされるまで，食べたいものを味わって，食べます。そのために私が今でも実践している鉄則はたった２つです。他にもありますが，一度に３つ以上のことを心掛けるのは難しくて続かないため，最終的に２つにしぼりました。たったの２つだけです。早速紹介していきましょう。

鉄則Ⅰ：空腹感をチェックすべし

　食事前に，「空いているのは本当にお腹？　それとも心？」と自分に尋ねて空腹感を確認し，食事の中頃で，「まだお腹が空いている？」ともう一回確認する。

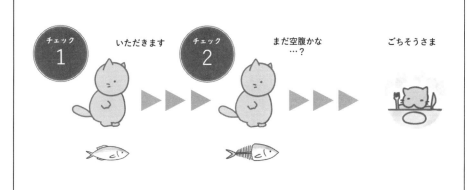

鉄則Ⅱ：五感で１秒でも長く味わい，心も満たす

　「ながら食べ」は止めて，目や鼻，舌を使って，普段より１秒だけ長く食事を味わう。普段の食べ方で食事に対する感覚への意識が 0.1 秒程度だとすれば，１秒でも味わえば，単純計算で味わいは 10 倍になる。味わいが満たされて，食事の質が上がれば，食事の量で満足感を得ようとする必然性がなくなり，自然と食事の量は減る。

鉄則Ⅰ：空腹感をチェックすべし

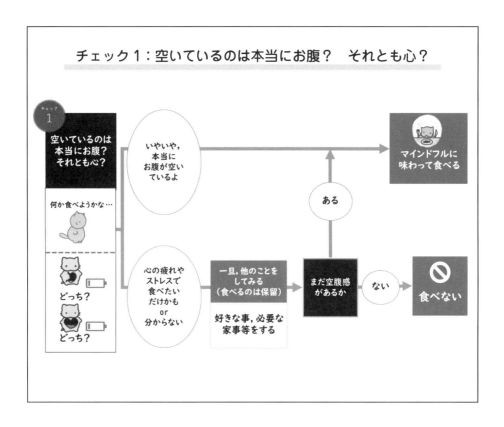

■ チェック1：空いているのは本当にお腹？　それとも心？

　1つ目の鉄則は，食べる前の自分の心と体のチェックです。「何か食べよう」「お腹が空いた」と思った時，「空いているのは本当にお腹？　それとも心？」と自分に問いかけます。すでに書いたように，私たちは本当に栄養が足りなくてお腹が空く以外にも，ストレスや疲れといったさまざまな理由で「お腹が空いた」と錯覚します。それは"偽の空腹感"です。

■ 偽の空腹感に惑わされない

　お腹が空いていても，忙しくて食べ逃すと，空腹感がいつの間にか無くなっていたり，弱まっていたりしたことがあると思います。空腹という感覚は意外と長続きせず，時間とともに変化します。"偽の空腹感"は，真の空腹感よりもさらに不確かで移ろいやすいものです。

　そのため，今感じているものは"偽の空腹感"かもしれないと，まずは疑ってみて，「空いているのは本当にお腹？　それとも心？　疲れてお腹が空いていると感じているだけなんじゃない？」と食べる前に自分に聞いてみてください。「いやいや，本当にお腹が空いているよ」という時は，マインドフルに味わって食べます。特に，最初の一口目は，空腹で一番美味しく感じられます。それを逃すのはもったいないので，最初から全力で味わいましょう。

偽の空腹感は保留にしているうちに落ち着いていく

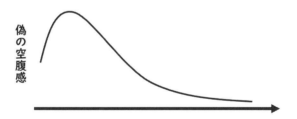

偽の空腹感

**仕事や家事や楽しいことをしていたら
空腹感を忘れていたことはないでしょうか**

■ 偽の空腹感を見分けるコツ

　偽の空腹感を見分けるコツは，その日，何を食べたかを思い出すことです。22時頃に何か食べたくなったとして，その日は昼を抜いていたり，夕飯がいつもより少なかったりしたら，その空腹感は本当かもしれません。しかし，夕飯をしっかり食べていたなら，その空腹感はめちゃくちゃ怪しいです。まだ眠くないけど，面白いTVもないし，疲れているし，口寂しいから何となく食べたくなっているだけかもしれません。このように空腹感をそのままにして，食べることは保留にしましょう。

■ 偽の空腹感かわからない時は保留にして他のことをする

　「夕飯はたくさん食べて，まだ3時間しか経ってないからお腹が空くのはおかしい気もするし，空いている気もするけど……どっちだろう。疲れすぎていて良く分からないな」

　このように迷う時は，"偽の空腹感"かもしれません。迷った時にはひとまず保留にして，他のやりたいこと，やらなくてはいけないことをやって，少し時間が経っても，やはり空腹なら食べて下さい。私は，何か食べたくなった時は，入浴や歯磨き，郵便物の整理，部屋の掃除や洗濯といった身の回りのことをひとまずやってみて，それでもお腹が空いていれば食べる，というやり方を今でも実践しています。

■ 偽の空腹感は食事以外で満たす

　"偽の空腹感"なら，食事以外で解消できます。「今何をしたい？」と自分に聞いて，好きなこと，心地良いこと，望んでいること，をして解消しましょう。特別思い当たらない人には五感を使ったリラクゼーションがおススメです。この本の後半では，リラクゼーションの引き出しを増やす方法も紹介します。

　最初は，"偽の空腹感"をすぐに見分けられなくて当然です。まずは，「何か食べたい」という人間の感覚は意外と当てにならず，必ずしも何か食べなくても，他のことで満足したり，時間が経つとおさまっていくという視点を持つことからスタートしましょう

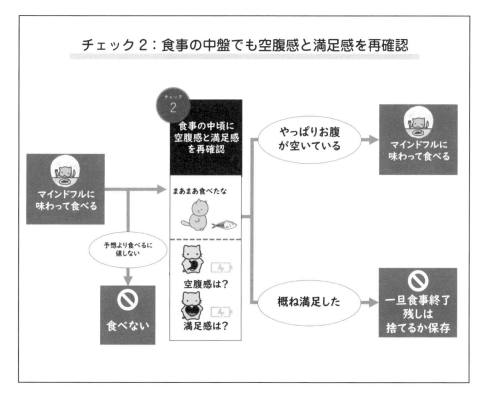

　食べる前の空腹感チェックが済んだら，食事を味わって食べ進めます。思ったより美味しくなかったり，口に合わなかったら，そもそも食べないという選択肢もあります。不味いものを無理に食べるとお腹は満たされても，心は満たされません。そういう欲求不満は

夜中のストレス食いに繋がり，結果的に摂取カロリーが増えます。

　味わって食べようとしても，人間の集中力は続かないので，気が付けば必ず惰性で食事を口に運ぶようになります。そのため，食事の中頃に，「本当にまだ食べたい？　お腹いっぱいじゃない？　味に飽きてない？」と，もう一度自分の感覚を確認してみましょう。食べる時に選んだ食事量は，お腹が減っている時に選んでいるので，大抵多すぎます。おおむね満足したら，一旦食事は終えて，残った食事は捨ててしまうか，冷蔵や冷凍で保存しましょう。

■ 空腹感だけでなく満足感もチェック

　また，"空腹"というスパイスが上乗せされた最初の一口と，ほどほどに味わって，お腹も満たされ始めた中盤の一口とでは，味わいが違うはずです。「ほどほどにお腹いっぱいで，味にも少し飽きているのにどうしてまだ食べているんだろう？」，そんなふうに，ふと気付いたら「もう食べなくてもいいか」という気持ちが出てくるかもしれません。「お腹は空いているし，美味しいからもっと食べたい」と確信があれば，食事を止める必要はありません。それくらい真に空腹だったということでしょうし，本当に食べたいものだったということです。そういう時は，なおさら味わって食べてみてください。

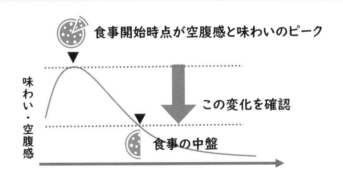

食事の中盤では味が落ちたり，飽きているかも

食事開始時点が空腹感と味わいのピーク

この変化を確認

食事の中盤

味わい・空腹感

■ 同じ味が続く料理は飽きやすい

　　具体例を挙げます。分かりやすいのは，一皿を通して同じ味が続くチャーハンやラーメンなどの一品料理で，温かいからこそ美味しい食べ物です。お腹がぺこぺこで待ちに待った，熱々のチャーハンの最初の一口は，格別です。

　　私が太っていた時は，夢中でチャーハンを頬張っていました。しかし，最初の一口と，チャーハンの量が半分になった時の味わいは，確実に違います。中盤になると，チャーハンはもはやできたてではなく，冷め始めていて，湯気も出ておらず，何より自分の中の"空腹"というスパイスの効力も落ちています。食事の途中で一旦立ち止まり，「本当にまだお腹が空いている？　全部食べたくなるほどそのチャーハンはまだ美味しい？」と自分に訊ねてみて，お腹が空いていれば食べ続けましょう。

<＜飽きやすい食べ物＞

カレー，焼き肉，チャーハン，スナック菓子
ラーメン，そば，うどん，焼きそば，丼もの　などなど……>

■ 慣れてきたら中盤に限らず確認しよう

　　分かりやすく練習するために，食事の中盤で確認することをおすすめしていますが，本来は，自分の感覚に従って，食べなくていい状態に達した時に止めることが理想です。食事の中盤というのは人為的に設定したタイミングなので，人によっては，食事の中盤より先に，味に飽きたり，満足する人ももちろんいるでしょう。そのため，慣れてきたら，食事の中盤より前に空腹感や満足感を確認してみても全く問題ありません。

鉄則Ⅰまとめ
本当にお腹が空いているのかを確認

本当にお腹が空いている

それ以外の時

▼

マインドフルに食べる

▼

残す・捨てる・後で食べる

他のことをする

鉄則Ⅱ：五感で1秒でも長く味わい，心も満たす

　　忙しい現代社会では，純粋にお腹が空いているだけでなく，疲れで空腹感が増しています（"偽の空腹感"も加わっている）。疲れで空腹感が強い時は，どうしても食事に集中できず，「早食い」や「ドカ食い」，「ながら食べ」になりがちです。これはマインドフルに味わって食べることと真逆なマインド「レス」な食べ方です。マインド「レス」に食べると美味しさが半減し，心は満たされません。そのため，お腹は満たされても，いつまでも偽の空腹感が消えず，食事量が増えていきます。

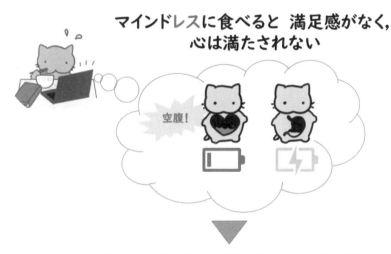

**マインドレスに食べると　満足感がなく，
心は満たされない**

空腹！

いつまでも空腹感が減らず食事の量が増える

■「マインドフル」に食べて心も満たそう

こういう時にこそ，五感を使ってマインド「フル」に味わいましょう。そうすることで食事の満足感を高めて，体だけでなく心も満たされるはずです。味わおうとすれば，自然とゆっくり食べるので，早食いも改善されます。1回の食事の質を高めれば，空腹感を量で満たす必要がなくなり，結果的に食事量が減るのです。

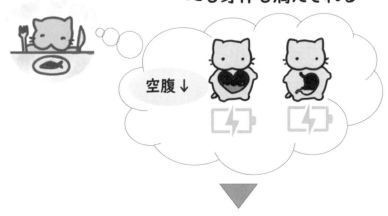

マインドフルに食べると　満足感が高まり，
心も身体も満たされる

空腹↓

食事量が減る

■ 今より 1 秒長く味わう

　「ゆっくり味わって食べる余裕なんてないよ」という方は今より
1 秒味わえば十分です。マインド「レス」に早食いしている時は，
口の中に食べ物が残っているのにさらに次の一口を入れたりしてい
ると考えれば，味わっているのは 0.1 秒程度でしょう。0.1 秒で飲
み込んでいる食事を 1 秒長く味わえば，単純計算で満足感は 10 倍
です。味わってゆっくり食べる分，血糖値も上がり，身体的な（本
物の）空腹感も和らぎます。空腹感のスパイスが乗っている最初の
一口二口だけでも 1 秒長く味わって，満足感を上げていけば，自然
と食事量は減っていきます。

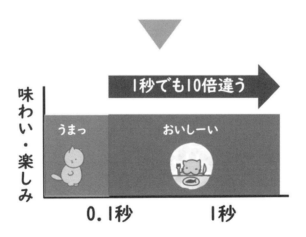

■ 味が濃い所を舌に乗せる

　味わいが強くなるように食べ物を舌にちゃんと乗せることも有用です。寿司をネタの方を下にして口に入れた方が，ネタの旨味がより感じられます。寿司で味わいたいのはシャリではなく，魚介類の方ですから，味わいたいものがより味わえるようにいろいろと工夫してみましょう。

　上にクリーム，下にスポンジのケーキ類も，そのまま舌に乗せるとスポンジから味わうことになります。口の中には舌以外に味を感じられる部分はないので，クリームが舌の外に広がっても感じることはありません。舌に触れさせずに，すぐに飲み込んでしまったら味わい半分で飲み込んでいることになります。

■ 1 日で 200-300kcal 減らせば痩せる

「結局食事量を減らすんだろう」と思った人もいるでしょうが，食事量を減らすことが目的ではなく，味わって食べていると，結果的に食事量が減っていくのです。

人の体重 1kg = 7,000 〜 8,000kcal なので，1 カ月で 1kg 痩せるためには，1 日あたり何カロリー減らせばいいでしょうか。そうです，8,000（kcal）÷ 30（日）をすればわかるように，今の食事量から 1 日あたり 200-300kcal 減らせれば，体重は自然と減ります。マインドフルに食べようとするとちょうど毎日 200-300kcal 程食べなくて済むようになります。これを続けることで，無理や我慢をすることなく，自然とダイエットに成功するのです。

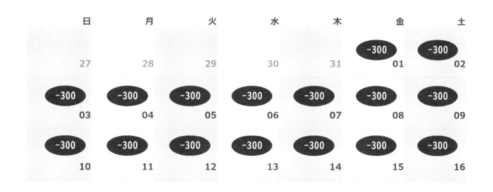

300kcal×30日＝9,000kcal≒1kg
これで十分痩せられる

■ 具体的には

　五感の中でも，まずは目と鼻，舌を使ってみましょう。食事中の
エクササイズは次のセッションで紹介します。まずは予習として，
目と鼻，舌で味わうとはどういうことかを簡単に説明しますので，
食べ物が目の前にあるつもりで雰囲気を味わってみてください。

■ 目と鼻で味わう

　目の前の食べ物に手を付ける前に一呼吸おいて，1秒長く食事を
眺めてみます。色合いや盛り付けの仕方はどうでしょうか。みずみ
ずしさや新鮮さはどう見えるでしょう。何の素材が使われているか
を想像できますか。何のお魚でしょう？　何のどこの部位のお肉で
すか？　多くの人は，食べ物を手に取った瞬間に口の中に入れるこ
とがくせになっているでしょうから，こんなに眺めるのは初めての
体験ではないでしょうか。

　匂いに意識を向けてみます。どんな香りがするでしょう。甘い香
り？　爽やかな香り？　香ばしい？　スパイシー？　酸っぱい？
普段意識していない匂いに意識を少し向けてみるだけでも意外とい
ろいろな香りがすることに気付くかもしれません。

　口にする前に1秒長く食事を眺め，香りを意識するだけで，多く
を味わうことができます。

■ 舌で味わう

　食べ物を口に入れて，目を閉じてみましょう。口の中にどんな味わいが広がり，食べ物は形や食感をどのように変えていくでしょうか。その変化に注意を向けます。

　味わうより先に飲み込むことがくせになっている人もいるでしょう。「美味しい」と感じた次の瞬間に反射的に食べ物を飲み込もうとする自分に気付くかもしれません。

　すぐに飲み込まずに口の中に留めていると，徐々に味わいが変わっていきます。味が薄れてくるかもしれませんし，甘みなどの違う味わいが出てくるかもしれません。もし「美味しい」と感じられたら，少しでも長く口の中で楽しんでみましょう。せっかく美味しいのなら他の食べ物で，味わいを変えてしまうよりは，しっかり味わい，飲み込んでから次の食べ物を口に入れていきましょう。

　実際に食べながら，予想した味わいとの違いを確認します。何が予想と違うでしょうか。予想通り満足する味わいであれば，味わって食べ続けて下さい。もし，満足できない味わいだったら，その不足に思いを馳せてみましょう。塩気や辛味が足りないでしょうか。それとも温かさや冷たさが足りなかったのでしょうか。新鮮さが足りない時もあるかもしれません。もし一工夫できそうなら，調味料を足したり，温めてみても良いでしょう。

　修正できないくらい，あまりに美味しくないのなら，どうして食べているのでしょうか。「食べ物を残してはいけない」という義務感のためでしょうか。食事は義務ではないこと，忙しいストレス社会においては美味しく食べて満足することがとても重要であることを思い出して，食べるのを止めてもよいのです。

さあ！　エクササイズの時間です

　　先ほどの2つの鉄則をマスターするためのエクササイズをそれぞれ紹介します。QRコードの音声ガイダンスを使うと，より自分の感覚に集中しやすいのでお勧めです。

　　まずは，鉄則Ⅰをマスターするために，自分の内部の感覚（空腹感）に注意を向ける練習します。この練習は食事の時にいつでもできますが，忙しい朝や昼よりは，おやつや夕飯の時がお勧めです。

■ マインドフルダイエットエクササイズ１：空腹感チェック（鉄則Ⅰ）

　こちらのQRコードには，このエクササイズのガイド音声を用意しました。ガイドを聞きながら以下のエクササイズに取り組むと，以下の文章を読む必要がなくなるので，身体感覚に集中しやすくなります。

　食べ物の前に座ったら，まず自分の呼吸に注意を払います。手はお腹の上に置き，お腹を柔らかく膨らませ，３回深く呼吸を感じましょう。呼吸に身を任せ，過去でも未来でもない今のこの瞬間に意識をとどめます。そして，空腹感をチェックしていきます。

　今どれくらいお腹が空いているでしょう。何かを欲しているのはお腹でしょうか，それとも心でしょうか。次のように，自分に語りかけます。

　「本当にお腹が減って食べたいのだろうか，それとも疲れを取りたくて何か食べたいと感じているのだろうか」「今自分が本当に欲しているのはご飯だろうか，疲れを取ることだろうか」

　空腹感があれば，それが心地よいか，不快か，お腹のどの辺りで感じるかを探ります。その空腹感はどれくらいの強さでしょうか。最も空腹な状態を10点として，今ここで感じている空腹感に点数をつけてみましょう。

　まだ何を食べるか選んでいなければ，今の自分にとってどんなものが心地よく食べられるか，どんなものを自分が欲しているかを想像します。体はどんな食べ物を望んでいて，どんな味を求めているでしょうか。体の語りに耳を傾け，お腹が空いた時に食べ，そうでない時には食べないことが大切です。

　疲れやストレスによる心の渇きから，「お腹が空いた」と感じているだけかもしれないと，少しでも疑ったら，食べるのは保留にして，例えば，ストレッチや入浴，趣味や家事などをして様子を見ましょう。お腹が空いていたら，十分に味わって，体にも心にも染み渡るように食べます。食べている途中でも同じように

空腹感や満足感を確認します。ある程度満たされていることに気づいたら，一旦食事を止めて，後でお腹が減ったら食べれば良いのです。今この場で全て食べきる必要はありません。

〈振り返り〉

　空腹感のチェック（鉄則Ⅰ）をしてみていかがでしょうか。空腹感は捉えどころがなく，強くなったり弱くなったりと意外と一定ではありません。これまで自分の空腹感などはわざわざ確認しなかったはずですから，よく分からなくても大丈夫です。意識してみることから始めてみましょう。

　毎食でなくても、時間がある時に、このガイド音声を食事前に聞くようにして、マインドフルネスに食事をする感覚を身につけてみてください。

■ マインドフルダイエットエクササイズ２：
五感で１秒でも長く味わい，心も満たす（鉄則Ⅱ）

　　次は，空腹感や満足感だけでなく，自分ではない「外部」のものにも注意や意識を向けて，マインドフルに味わうという鉄則Ⅱの練習をします。マインドフルの練習では，レーズンを使うことが多いのですが，日本ではそれほどレーズンが身近ではないので，私はほかのお菓子を使うこともあります。わざわざ用意するのが大変であれば，家にある食べ物で良いので目の前に用意してエクササイズを開始しましょう。

　　このエクササイズも音声ガイドを用意しています。ガイドを使って，実際に食事をしながら練習してみてください。

　　１日１回はこの音声ガイドでマインドフルネスに食べる事を練習していると，単調と感じていた日々の食事も，変化が感じられて，いろいろなことに気付いていくと思います。

　　気付きを楽しみにしていくことが継続のコツです。

　　まず，目の前の食事を眺めてみます。色合いや，光の当たり具合はどうでしょうか。形や凹凸は規則的でしょうか，不規則でしょうか。加工されているものであれば，加工前の食材を想像してみましょう。

　　小麦粉，卵，チョコレート，魚や肉，海苔など，何がその食材に使われているかを想像します。頭の中の想像やイメージと，実際の食べ物とで違うところはどこでしょうか。ポテトチップスであれば，一つ一つ形が違っていたり，穴や焦げ具合，調味料の付き方が不均一なこと，思った以上に凸凹していることなど，多くの発見があるかもしれません。

　　今まで何回も見ていた食べ物でも，見ているようで見ていなかったなと気付く

かもしれません。それらの発見は，今この瞬間に注意を払うことができている証です。

　今度は食べ物を，ゆっくりと手にとり，口に近づけてみましょう。どのくらいの距離で匂いを感じるでしょうか。手に持った食べ物の重さや，柔らかさはどうでしょうか。それらを感じながら，口の中にゆっくりと入れてみます。

　この文を読む前にもうすでに噛んでいた人もいるでしょう。それほど，口の中に入れたら食べ物を噛むということが，無意識に行われているのです。噛んでいない人はそのまま，噛んでいる人はそれ以上噛まずに，食べ物を舌で感じましょう。目を閉じてみるのもいいでしょう。

　食べ物から何を感じるでしょうか。柔らかさや硬さを感じるかもしれないし，塩気や甘味，酸味などを感じるかもしれません。食べ物は今，口の中のどこにあるでしょうか。噛みたいという欲求を感じる人もいるかもしれません。ゆっくりと一噛み，二噛みしてみてください。どのように食べ物は形を変えていくでしょうか。噛む前と噛んだ後で味わいの強さに変化はあるでしょうか。

　飲み込んでしまいたいと感じたら無理せず飲み込んでみてください。飲み込んだ後に口の中にはどんな感覚が残るでしょうか。飲み込んだ後も案外，口の中の味は続いているかもしれません。味わいが弱まったことを確認して，もう一口分，口の中に入れてみましょう。一口目と同じように感じるでしょうか。それとも少し慣れて，味わいが弱く感じられるでしょうか。五感を使って味わいの変化を楽しみながら食事を続けてみて下さい。

〈振り返り〉

　マインドフルに味わうエクササイズを通して，何を感じましたか。普通に食べるのと比べて，何か気付くことはあったでしょうか。一口目，二口目と食べるにつれて，味わいや美味しさに変化はあったでしょうか。良い感覚や嫌な感覚，どのように感じてもいいのです。正解はありません，そのまま感じてみましょう。

Dr Neco　　　「実際にやってみると，どうですか」

でぶねこ　　　　「普段はすぐに口に入れて飲み込んでたなって気

付きました〜。ほとんど味わっていなかったみたい。いままで
ちょっともったいなかったかも」

でぶざらし　😊「食べ物をこんなに眺めてみたことはなかった
なぁ。想像と違うところがあって面白いね」

強い味方！　マインドフルネス・ダイエット記録シート

　　　　この2つのエクササイズが効率的にできるように，記録シートを
　　　用意しました。慣れないうちはこの記録シートを使って1日の中で
　　　1回だけで良いので，マインドフルに食べてみましょう。

マインドフルネス・ダイエット記録シート

1日の中で1回だけマインドフルに食べてみましょう
夕食や間食の時がおすすめです

鉄則Ⅰ…空腹感をチェックすべし

　食事前と食事中に

　「空いているのは本当にお腹？　心？」と問う

鉄則Ⅱ…五感で1秒でも長く味わい，心も満たす

	月　日　時	月　日　時	月　日　時
①食べる前の空腹感チェック			
空腹感	大・中・小	大・中・小	大・中・小
疲労感	大・中・小	大・中・小	大・中・小
②食べ始め			
味の満足度	大・中・小	大・中・小	大・中・小
③皿が半分になった時			
空腹感	大・中・小	大・中・小	大・中・小
味の満足度	大・中・小	大・中・小	大・中・小
満腹で満足していればそこで食事終了			
気づいたこと感じたこと			

まとめ

- 「我慢」「無理」「頑張る」「痩せよう」
  ➡苦労だけして，続かないから結果的に痩せない

- 食事を，「気軽に」「楽しむ」「味わう」
  ➡つらくないから続く。結果的に痩せる

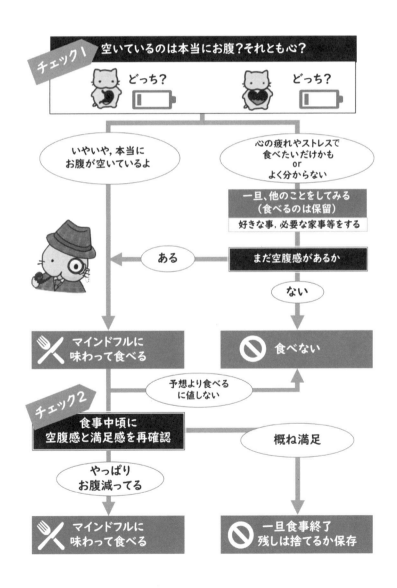

ひと休み：「よく噛んで食べなさい」ができない人，集合〜！

　子どもの頃から「よく噛んで食べなさい」と言われてきたものの，私はなかなか実践できませんでした。特に最低10回は噛みなさいと回数まで決められると面倒くさくて仕方がありませんでした。食事の目的は空腹を満たし，食べたいものを食べて満足することであって，噛むことはその手段でしかありません。マインドフルダイエットでは味わうことを大切にしているので，結果的によく噛むことになります。「よく噛んで食べなさい」と言われていた頃はできなかった私も，今では味わうためによく噛んでいます。

　人間は，命令や指示が多いと逆らいたくなるものですが，あなたはどうでしょうか。あれ，何もピンときませんか？！　皆さんは私ほどへそ曲がりではなく，素直に噛んでいらっしゃったのかもしれませんね。

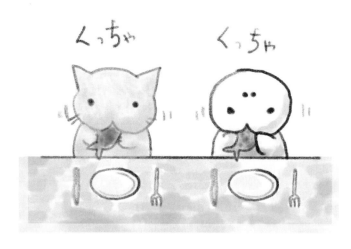

第5章 | 実践！
マインドフルネス・ダイエット

食べ物とうまく付き合うための，たった3つのマインドフルなコツ

Dr Neco 　🐱　「最近マインドフルに食べられるようになりました
たか？　でぶねこ君」

でぶねこ 　🐱　「何回かやってみて，マインドフルっていうのが
なんとなく分かった気がしたけど，わざわざ時間を作るのは大変
で，忘れちゃう時も多いかな」

Dr Neco 　🐱　「普段やってないことをやるのは大変ですよね。
マインドフルという感覚が少し掴めたら，食事の時にマインドフ
ルに食べやすくするコツを3つ紹介しましょう！」

食べ物とうまく付き合う3つの法則

① 食べ物をむやみに制限するべからず

② 腹八分目の達人になるべし

③ 食べ物に関する習慣やきっかけを知るべし

でぶねこ 😺 「むむ……食べ物を禁止しないというのは一番最初にも出てきたけど，やっぱりそんなに食べていいのかなって心配だなぁ」

Dr Neco 😺 「そうですよね。もちろん，主治医に禁止されている食べ物は食べてはいけないので，それ以外のものについての話です。何かを食べるのを我慢しようと思っても，我慢しきれず結局食べてしまっているなら，食べるのを禁止しないでいっそマインドフルに味わって食べてみましょう。満足したら途中でも食べるのを止められれば，食べる量も減ります。それをトレーニングしていきましょう」

でぶねこ 😺 「そういうものですかね，まだ不安だけど。習慣やきっかけっていうのは？」

Dr Neco 😺 「これも最初に少し説明しましたが，私たちはCMや広告に煽られたり，多忙な仕事のストレスで食べたりしています。自分の食行動につながってるそんないろいろな習慣やきっかけを，自分で知っておくと対処しやすくなるので，一緒に探していきましょう」

でぶざらし 🐻 「ふーん。私は仕事もしてないけど，食行動につながっている習慣なんてあるのかなぁ」

Dr Neco 😺 「自分では気が付かないくらい無意識に行動することが習慣です。だから自分で思いつかなくても，ここで一緒に見つめ直すと，意外といろいろ出てくると思いますよ」

でぶねこ 😺 「婚活がうまくいってないこととかストレスあるんじゃない？」

でぶざらし 🐻 「は？　今まで一度も付き合ったことのないやつ

に言われたくない」

でぶねこ　🐱　「ちょっと……っ。男がモテるのはちょっと歳とっ
てからなんだよ……」

Dr Neco　🐱　「ちょ，お二方とも，これ以上イライラすると過
食につながりますよ」

でぶねこ　🐱　でぶざらし　🍎　「そうですね，とりあえず，
やってみようかな……」

① 食べ物をむやみに制限するべからず

　　食べ物をむやみに制限するのは止めましょう。医師の判断で制限されている場合はもちろんそれに従って下さい。そうではなく，やせたいから高カロリー食品はとりあえず避けようとすると，好きなものを食べたいという本能に逆らうことになり，悪循環になります。

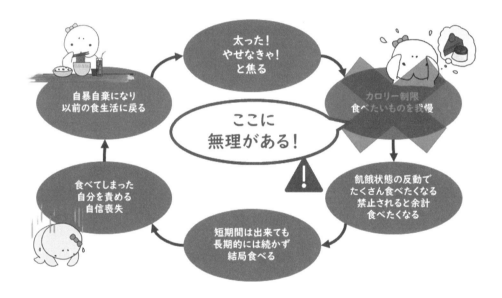

■ 罪悪感＝制限している

　「そんなに制限してないよ」「普段から結構食べちゃってるよ」と思う人もいるかもしれません。しかし，食べた時に「太っちゃうな」「食べちゃったな」と罪悪感があるとしたら，それは心の中で制限していることと同じことです。意外と気付かずに制限しているので，気が付いた時に，次の一覧表に書き込んで，自分だけのリストを作ってみましょう。制限している食べ物は，大抵，制限しないといけないくらい好きなものです。このリストの食べ物こそ，むしろ楽しんで食べましょう。最初は「本当に食べていいのかな」と不安を感じると思いますが，せっかく好物を食べているのですから，不安に注意を向けるよりは，しっかりと味わいましょう。

🚫 制限している食べ物リスト

・	・
・	・
・	・
・	・
・	・
・	・
・	・
・	・
・	・
・	・

> **普段制限しているのは，**
> ・とんかつや天ぷらなどの脂もの
> ・ケーキや大福などの甘いもの
> など，自分の好きなものが多いかもしれません。

② 腹八分目の達人になるべし

マインドフルダイエットでは，食べたいものを体が求める量だけ
食べる，つまり，腹八分目の達人を目指します。そのためには次の
2つが大切です。

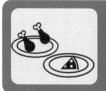 お腹いっぱいなら残そう！

〜家でも外でも「残さず食べる」をやめる〜

 まずは単品注文
必要なら追加注文しよう

■ お腹いっぱいなら残そう！

　私たちの多くが，子どもの時から「もったいないから残さず食べなさい」「作ってくれた人に申し訳ないから残してはいけない」「食べ物を粗末にしてはいけない」と，食事を残さないように教育されています。

　この教育は，成長期に十分な量の栄養をバランスよく取るためには一定の意味はあるでしょう。子どもの頃のルールというのは私たちが知らない間に身についてしまっているので，大人になっても無意識に続けてしまうことが多いのです。残さず食べるというルールからは卒業しましょう。食べたいものを体が求める量だけ食べて，お腹が膨れてきたら残しましょう。

■ 出されたものも残して良い

　特に外食では，お店の裁量で「一人前」が決まっているので，自分にとっての「一人前」とは限りません。「足りない！」とお客さんに文句を言われないように，多めに出していることもあります。しかし，「残さず食べるルール」があると，目の前の食事の量が多いか少ないかの判断すらせずに，とにかく出されたものを反射的に全て食べてしまいます。学校の教師に，給食を全て食べ終わるまで昼休みを返上させられた人もいるかもしれません。食べ盛りの中高校生ならともかく，大人は，身体を成長させる必要はありません（むしろ「成長」してしまうと困りますよね（笑））。

■ 残さず食べて太っても誰も救われない

　「残さず食べる」という教育を受けていなくても，私たちは社会規範として「食べ物を残すべきではない」という考えに大なり小なり影響を受けています。「貧しい国の恵まれない子どもたちは食べたくても食べられないのだから，ご飯を残してはいけない」といった文言などです。貧困問題と食事を残すことは本来別の問題ですが，

この話は妙に私たちの罪悪感を煽ってくるので，記憶に植え付けられます。貧しい国の子どもたちも飽食になれば当然ご飯は残すのです。私たちがご飯を残さず，肥満になると貧しい国の子どもたちは喜ぶでしょうか。肥満の人たちがその国を訪問して，「あなたたちのためにこんなに頑張りました」と伝えても，子どもたちは喜ぶどころか不愉快に思うでしょう。むしろ，ご飯を残し，健康になって，医療費削減に貢献し，余った税金で支援を届ける方が，よほど彼らの笑顔に繋がります。

■ 部分残しで，美味しいところだけ食べて痩せる

　料理は，量だけでなく形も作る人が決めます。例えば，揚げ物は衣を全面に付けて揚げるのは，衣を半分だけ付けるよりも手間がかからないといった作り手側の理由もあります。そして，美味しさの探求というよりは，大きく見せてお得感を出すために衣を過剰につけていることも多々あります。過剰についてる衣は半分そぎ落とした方が，胃もたれせず，むしろすっきりとした味わいになり，美味しく食べられます。もちろん，作り手が衣にもこだわっていて，そのままの方が美味しい時は無理にそぎ落とす必要はありません。

　他にも「料理の都合」で作られていて，味にこだわって作られていない部分がたくさんあります。美味しく食べるのなら問題ないのですが，ピザの耳などは具も味付けもないので，もし惰性で食べているのならそぎ落としてしまいましょう。ステーキなどのお肉の脂身は，少しでも見た目を大きくするために，そのまま焼き上げて提供されることが多いです。もし，脂が多すぎて美味しくないとか，胃もたれしそうだから少しでいい，と感じるのであれば，残してしまいましょう。

　このようにマインドフルに食べていると案外，余分なところがあるものです。余分なところを残し，美味しいところだけ食べれば，1日200-300カロリーを減らせるので，食べ物を禁止せず，体重が落ちるのです。

■ 見た目大きく，中身スカスカに騙されない

　中身がぎっしり詰まったあんぱんと，いくら食べ進めてもなかなかあんこにたどり着かない中身の乏しいあんぱんなど，パンも差が激しい食品です。あんことパンを一緒に食べたいのなら，それ以外の部分は捨ててしまっても構いません。その廃棄の責任は，あんこを少なく，パンを大きくして買わせようと画策した企業側にも当然あります。無理に食べて，あなたが企業戦略の犠牲になる必要はありません。

■ 白米もよく見定める

　白米も意外と鮮度で味が変わります。時間が経って固かったり，ふやけていて美味しくなければ，残しましょう。逆に，こだわっている美味しいご飯と巡り合えたら，ぜひマインドフルに食べましょう。コンビニのおにぎりも，コンビニごと，商品ごとにお米の食感が違います。自分のお気に入りを見つけるつもりで食べ比べてみてください。

　お店で食べる寿司も，日により，店により，シャリの旨さが違います。シャリが今ひとつな時は，シャリを減らしてしまいましょう。最近は「シャリ少なめ」を初めから選べる店舗も増えています。

■ 不味いと思ったり，物足りない時はマインドフルに調味料を使う

　不味い時は残したり捨てていいのですが，抵抗がある人はなぜ不味いのかをマインドフルに確認し，「冷めていて美味しくない」「塩気が足りない」などと気付いたことに従って，調味料を使ったり，温めたりしてもっと美味しく食べられるように工夫をしてみて下さい。

　私も以前は，楽しむ余裕もなく，とにかく目の前の食事にがっついていたので，調味料には目もくれませんでした。今は，味が足りないと気づいた時には調味料で足しています。特に，飽きやすい一品料理は，調味料で味を変えて，満足感を高めれば，欲求不満が解

消されるので，次の食事の量や，間食・夜食の頻度が自然と減って
いきます。

　例えば，かつ丼を想像してみてください。最初は，熱々のかつを
頬張り，肉汁や甘じょっぱいタレの味が広がって美味しいでしょう。
しかし，同じ味が続くと人間はどうしても味に慣れて，最初の感動
は薄れていきます。それに気づいた時は，七味やシソの粉などを加
えて，味を変えることで再び美味しいと感じられれば，満足したま
ま食べることができます。食事を全力で味わい，満足感を高めれ
ば，食事量は自然と減っていくのです。私は天ぷらのつゆの味に飽
きたら，店員さんに塩を要望することもあります。テーブルの上に
調味料がない場合でも，店員さんにお願いすると，主要な調味料で
あれば持ってきてくれるはずです。

■ 温かいものは温かく，冷たいものは冷たくいただきましょう

　マインドレスに食べていた時は，とにかく時間優先で，パンを焼
き直したり，冷めたお弁当を温めることすら省いていました。電子
レンジでチンする数分の一手間で満足感が増すのであれば，一手間
以上のメリットがあります。

　温かくすると食感や味わいがどの程度良くなるかを観察するつも
りで，惜しまずに一手間をかけてみましょう。そして，冷たい方が
美味しいものは，冷蔵庫にしまい忘れて常温になってしまっても，
もう一度冷やして食べましょう。

　外で買ってきたお寿司はネタは鮮度がよくてもシャリは今一つな
ことがあります。冷たく固まったシャリは，シャリだけ電子レンジ
で軽く温めると，美味しくなるのでお勧めです。それでもあまりに
不味い時には諦めてシャリは残しても良いのです。ちなみにこのよ
うにネタとシャリをわざわざ分離すると，お寿司は1人前でも，お
茶碗2杯分くらいのご飯の量があり，予想以上にシャリが多いこと
に気付きます。刺身で食べる時にはお茶碗1杯で満足していたなら，
シャリはそもそも半分で良いはずです。お店側の量を無理に全部食
べる必要はありません。自分が満足できる量でいいのです。

■ マインドフルに食べていたら寝る前の間食も当然 OK

　私は，腹八分目にしておいて，夜寝る前に少しお腹がすいたら，デザートを食べて寝る，ということを今もやっています。一見，寝る前にデザートなんかを食べてしまうと太りそうですが，小腹が空いてから食べたほうがデザートも美味しく感じられ満足感が得られ，しっかり味わえばそれほど量は必要ないですし，夕飯で食べ過ぎていない分，むしろ総カロリーは減っていて，太ることもありませんでした。

　これが，食べたくないものは食べず，食べたいものだけ食べるマインドフルダイエットの真骨頂です。

■ まずは単品注文から LET'S TRY ！

腹八分目を目指すと，食べ物を捨てることが増えます。食べ物を粗末にしないためにも，本当に食べたいものを食べたい分だけ選ぶことが必要です。そのために，外食ではまず，「単品注文」と「追加注文」を組み合わせることから始めましょう。

■ 外食の「セット」は誰にとってお得なのか

外食産業は，たくさん買って消費して欲しいので，あらゆる手段で私たちが食べ過ぎるためのさまざまなシステムを作っています。彼らも儲けなければならないので仕方がないのですが，それに全部付き合っていては，体を壊してしまいます。

これまで紹介した，「ピザを1枚買うと2枚目は無料」「ナンのおかわり自由」「ご飯大盛無料」などと，「無料」を使った分かりやすいものだけでなく，ハンバーガーセット，ファミリー焼肉セット，小うどんセット（なぜかご飯もついてくる）など，外食産業は隙きあらば「セット」で買わせようとしてきます。多くは100〜200円程度安くなるので，少しでも安く食べたいというのは自然な考えですが，経営者側はこの100円〜200円で消費者の行動を操作しようとしているのも事実です。この数百円のために食べ過ぎて，体を壊してしまうなら，本当の「お得」とは言えません。

■ その場で得をしても後で大きな損になる

　　食べ過ぎて，糖尿病になってしまえば治療費だけでも年間の自己
負担額は約12万円です。（インスリン療法＋経口薬療法＋血糖自己
測定の場合）。そこに，内服や通院にかかる労力，時間，交通費も
加わります。また，病気を抱え，好きなものを好きなだけ食べるこ
とができなくなってしまったという心理的な負担もかかります。透
析まで必要になれば，週3日通院し，1回4-5時間の透析を受ける
ことになります。数百円は確かに貴重ですが，それ以上に貴重な自
分の「健康」を安売りせず大切にしましょう。

糖尿病になるといくらかかる？
インスリン療法＋経口薬療法＋血糖自己測定の場合

月額の自己負担額（3割）は約1万円（年間約12万円）

50歳発症で30年治療を受ければ

 360万円

＋

 4320時間

月に1回病院通院（半日）として

■ セットのほうが高いことすらある？！

　実は，セットでも経済的に得とは限りません。私の調べでは，大手焼肉店の「肉盛りセット」は，カルビ，ハラミ，ロースというように各々を単品で頼むより数百円高いこともありました。

　お肉のグラム数をメニューに明記していないのは，単品とセットの値段を比べられると困るからなのか，単品のお肉の多くは80g程度なので，「80gで600円か……」と注文したくならないようにしたいのかは分かりません。いずれにしろ，セットでも，いつもお得とは限らないのです。

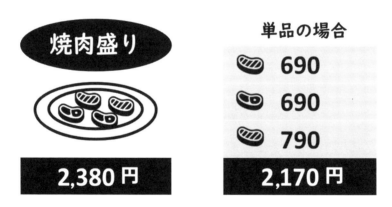

セットの方が高いことすらある

焼肉盛り

単品の場合
🥩 690
🥩 690
🥩 790

2,380 円　　2,170 円

■ 単品で満足したら確実に安い

　例えば肉盛りセット（カルビ，ハラミ，ロース）2,380 円をセット注文するより，まず単品でカルビ 700 円とハラミ 700 円を頼み，マインドフルに味わって食べ，お腹がいっぱいになった所で食事を終了した場合，合計 1,380 円で済みます。セットで数百円の得をするより健康的な上，経済的にもお得です。

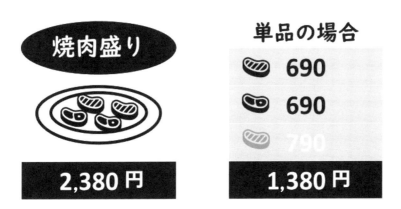

■ 単品注文でお腹が空くなら後で頼めばいい

　もう一つ例を出します。ヒレカツと小うどんセット（ご飯付き）1,100円を各々単品で頼むと1,200円になるとします。この場合は確かに100円お得です。しかし，注文する時に，たくさん食べたいと脳が感じたとしても，ヒレカツとご飯を単品注文し，実際にマインドフルに味わって食べた後にも，小うどんまで食べたいと思うかどうかは不明なのです。食欲は常に変化し，一定ではありません。もし，単品注文したヒレカツとご飯だけで満足して，小うどんを頼まなかったら950円で済み，セットよりも150円もお得です。そして摂取カロリーは200kcal減らせます。運動で200kcal消費するには，ランニングなら約30分必要です。かなり大変ですよね。

　マインドフルに味わって，満足したら食事を終了する習慣があれば，余計な運動をせず，お金も節約できます。ダイエットのためにうどんを止めなさいとは言っていません。その代わりに先送りにして，後で食べるかどうかの判断をして下さい。その結果，本当に食べたければ食べてもいいのです。

■ 食べ放題こそマインドフルに食べる

　マインドフルは，食べ放題，ビュッフェで特に効果的です。いくらでも食べられる環境に置かれると，「元を取りたい」という考えが浮かんできます。食べ放題で元を取れるのかという検証はいろいろなところでされているので詳細は割愛しますが，簡単に元を取れるような採算では店は潰れてしまうので，基本的に元は取れません。

　そもそも食事の本来の目的は，安くて質の悪い（ことが多い）食べ物をたくさん食べて経済的に得をすることではなく，自分にとって美味しいものを，味わって食べ，お腹と心を満足させると同時に，健康な体を維持することです。企業戦略により，食事の本来の目的を忘れ，経済的な得のために食事を選んでいないでしょうか。

　元を取りたいという気持ちはさらに大きな損をもたらします。糖尿病で透析導入になるような長期的な健康被害だけでなく，短期的な健康被害もあります。例えば，胃がもたれて，怠くて横になってしまい，仕事や家事ができなくなったり，消化のために体が負担を強いられるので眠りが浅くなり，疲れは翌日に持ち越されます。というのは，全て私の実体験ですが，ここまでではなくても，皆さんにも少しは心当たりがあるのではないでしょうか。

ポイント

 ・元を取る。経済的な得をする。

 ・自分の食べたいものを食べ，満足する。

■ 家では一人分に取り分けよ

家では単品注文の代わりに,「一人分を皿に取り分ける」「一度にすべての食事をテーブルに並べない」といった作戦が有効です。

■ 一人分を皿に取り分ける

大皿で食卓に出してしまうと,自分の食べている量を把握しないまま漫然と食べてしまったり,他の家族に取られてしまうからと焦って食べたりするので,マインドフルに食べにくいです。例えば,4人家族の食事に,唐揚げを16個作ったとします。4人のうち2人が食欲がなく,唐揚げを2つしか食べなかったとすると,大皿に唐揚げが残るので,残りの2人が何気なく手が伸びて,本当はそこまで食べたくなくても4個以上食べてしまうのです。これを防ぐためには,4個ずつ皿に取り分けておけばよいですね。

■ テーブルに一度にすべての食事を並べない

さらに言えば,唐揚げを全て食卓に出さず,3個ずつ皿に取り分けて,残りはキッチンに置いておき,皆に「もっと食べたければまだあるよ」と伝えておくともっと良いです。わざわざキッチンまで出向いてまで4つ目を食べたいのかを,3個をマインドフルに食べた後で,確認するようにしておくと食べ過ぎずに済みます。

「目の前に置かれた食べ物は漫然と食べてしまう」という前提で,食卓の準備をしましょう。

■ お酒も「取り分ける」「目の前にすべて並べない」

　　お酒に関する質問を良く受けるのですが，例えばテーブルの上に
ワインのボトルが１本置いてあると，やはりだらだらと１本開ける
まで飲んでしまいます。そのため，お酒も食事と同じように取り分
けましょう。ワインならグラス，あるいはデカンタに取り分け，残
りは冷蔵庫にしまいます。どうしても追加で飲みたい時だけ，冷蔵
庫から取り出すようにしておくと，本当に飲みたい分だけを飲める
ようになっていきます（ただしお酒の制限を医者に指示されている
人は，その指示に従ってください）。

　　さらに言えば，お酒を飲みたいと感じる時は本当に欲しているの
はお酒とは限らない時があります。ビールやハイボールを飲みたい
という気持ちの核は，暑いから冷たいものでスカッとしたいという
気持ちであることは意外と多く，そういう場合はキンキンに冷えた
強い炭酸水やアイスでも十分満たされることがあります。本当にお
酒を飲みたい時にはお酒を，そうでない時には違うものを飲むよう
にすれば，結果的にお酒を長く楽しめる体を維持することができる
のです。

③　食べ物に関する自分の習慣やきっかけを知るべし

疲れている時はいろいろな刺激に流されて，食べすぎてしまいます。そんな自分のくせやパターンを知っているだけで意外と流されません。

■ 分かっているから備えられる

知っている，分かっているということは，想像以上に大切です。ボクシングで KO されてしまうのは，予測していないパンチを喰らった時が多いといいます。「来る！」と分かっているパンチには心構えができるので避けやすく，当たったとしても当たったところの筋肉が反射的に収縮して準備されているのでダメージを受けにくいのです。ここでは自分がどういう時に，どんなきっかけがあると食べたいと思うのかを把握して，刺激に流れず，自分が食べたいものを食べられる心構えを身につけましょう。

でぶねこ　　「きっかけとか言われてもよく分からないなぁ」

Dr Neco　　「こういうのは貧乏ゆすりなどのくせみたいなもので，ほとんど無意識にやっていますからね。最近食べ過ぎてしまったことはありますか？」

でぶねこ　　「そういえば，こないだ急に頼まれた仕事のせいで残業したら，上司に『効率的に，なるべく残業しないように』って一方的に言われて，イライラして，遅い時間に帰ってからバカ食いしちゃったなぁ」

でぶざらし　「仕事って大変よね。だから働きたくないのよ。ニートはだめだって分かっているんだけど」

Dr Neco　　「いやいや，ニート＝悪という考え方こそ，偏見

84

ですよ。ニートは，就学や就労，職業訓練のどれも受けてない状態を指すけど，それに良いも悪いも定義されていませんから。『働けるのに働こうとしない』なんていう悪いイメージは海外ではそれほど強くなく，『そういう時間が今のあなたには必要なんだね』っていうくらいに思われるだけです。大体，全員が常時，就学や就労，職業訓練をしていないといけないなんて誰が決めたんでしょうか？」

でぶざらし　😶（突然語りだした……よっぽど仕事がつらいのかしらこの先生）

でぶねこ　🐱「でも僕が仕事してるって言うまでは，明らかに「働けるのに働かないダメなやつ」っていう顔で見てましたよね？『でぶはさぼる』といような偏見をもっていませんか？！」

Dr Neco　🐱「でぶねこ君が自分にそんな偏見を持っているから，そう感じたんじゃないかな。太っている方は仕事に対してまじめなことが多い印象はありますよ。仕事を頑張りすぎて帰ってからドカ食い，みたいなこともありますよね。私も太っていましたし（えっへん）。……話がそれてすみませんでした。でぶねこ君の上司の例のような，嫌なことがあったり，疲れすぎている時にマインドレスに食べすぎてしまうというくせが自分にあることを知っていると，『そういう危ない時こそマインドフルに食べよう』と意識が変わることもあります。"自分のくせチェック表"にある例を見ながら，自分で空欄を埋めてみましょう」

■ 自分の癖はマインドレスなので気づかない

　　食べる時にどんな癖があるかは，ほとんど把握できていないはず
です。自宅に帰る時に，どの道から帰ろうか，道の途中に何か発見
がないか，などと毎回考えている人はまずいません。それと同様に，
食べるという行動も毎日無意識にしているので，そのきっかけやく
せになかなか気付くことができません。そこで，
　　●生理的なくせ
　　●心理的なくせ
　　●習慣的なくせ
という3つの切り口からつかんでみましょう。

自分のくせチェック表

生理的（なくせ）
✓忙しさのあまり腹ペコになるまで
　食べない　（飢餓状態になる）
✓お酒を飲みすぎて，アルコールが
　胃を刺激し，偽の食欲が亢進して
　〆のラーメンを食べる

心理的（なくせ）
✓対人関係・仕事のストレス，怒り，
　悲しみで食べる　（やけ食い）
✓家に一人で疲れて，退屈で口寂し
　くて食べる

習慣的（なくせ）
✓携帯を見ながら，考え事をしな
　がら食べる　（ながら食べ）
✓子どもが残したものを食べる
✓毎日必ずコンビニに寄って
　「新商品」を買う
✓賞味期限が切れそうだから食べる
✓家の中に常にお菓子が置いてある

■ 生理的なくせ

　「生理的なくせ」は，脳のしくみとして人間であれば起き得ることを指します。いわゆる「本能」です。忙しいからと朝食，昼食，夕食のどれかを抜いてしまうと，体が飢餓状態となり，その後，必ず反動がきて，本能で食べ過ぎてしまいます。自分がいつの食事を抜きやすいのかを振り返ってみましょう。

　また，お酒は脳に作用して，行動に抑えが効かなくなるだけでなく，食欲自体を強めるため，だらだらとつまみを食べ過ぎたり，本当は満腹でも「〆のラーメンを食べたい」と錯覚しやすくなります。このような脳の生理反応が「生理的なくせ」のことです。

■ 心理的なくせ

　「心理的なくせ」は，日々の生活や人間関係で生まれた，心の飢餓感を埋めようとして食べることです。多いのは，仕事のしすぎで脳が麻痺して，憂さ晴らしのようにご飯を食べたり，親や恋人などの大事な人との関係で生まれた悲しさや寂しさを埋めようとして食べ過ぎてしまうパターンです。以前の私は，1日が仕事だけで終わってしまうことのつまらなさや，家で一人で食事をする孤独を，温かいご飯で誤魔化すように食べていました。また，忙しくて昼食を適当に済ませてしまうと，そこで満足しなかった分を夕飯で取り戻したくて，過食をしていました。食事は心の動きと強く連動しているのです。

■ 習慣的なくせ

　「習慣的なくせ」というのは，文字通り，くせになっていていつも自然にやってしまっている行動です。「常識」「当たり前」と思っている行動です。アインシュタインは「常識とは18歳までに身につけた偏見」と名言を残したそうですが，「常識」を見直して，必要ならバージョンアップしていきましょう。例えば，朝は今日1日

の仕事のことを考えながら，昼はスマホを見ながら，夜は TV を見ながら，いろいろな「ながら食べ」は当たり前になっていないでしょうか。他にも，「賞味期限が切れそうだからお腹は空いてないけど食べる」「子どもが食事を残して，もったいから食べる」「スタバの新商品だから飲む」「コンビニで新商品だから買う」「飲み会で沈黙になると気まずくて，とりあえず目の前の食べ物を口に入れる」など，いろいろな「常識」「当たり前」が個々にあると思います。

　このような視点から自分の生活や行動を見直して，自分のくせをチェック表に書いてみましょう。

自分のくせチェック表

生理的 (なくせ) 🄴	✓ ✓ ✓
心理的 (なくせ) ♥	✓ ✓ ✓
習慣的 (なくせ) 🚶	✓ ✓ ✓

あるある生活習慣Ｑ＆Ａ

自分の習慣やくせを書き出したら，次にその代わりの行動を考えてみましょう。
Ｑ＆Ａ形式で，「あるある」の習慣を，マインドフルなもの置き換えてみましょう。

Q： 賞味期限が切れそうだから，あわてて食べてしまいます。

A： マインドフルイーティングの原則は「お腹が減っている時に，その食べ物を食べたいから食べる」です。賞味期限やもったいないという外側の刺激や理由で食べないようにしましょう。

　賞味期限が切れるかどうかは別として，食べたいかどうかで決めて，結果的に賞味期限が切れてしまったら捨てましょう。そして，賞味期限が切れないように，計画的かつマインドフルに買いものをするように心がけましょう。

Q： カフェの期間限定商品，コンビニの新商品が発売される度に買ってしまいます。

A： 珍しいもの，新しいものを味わってみたいという好奇心は自然なのですが，私たちは珍しい，新しい＝良い，優れていると思い込みがちです。珍しくても新しくても自分が好きなものではないことがあるので，マインドフルに食べて，思ったより美味しくなければそこで止め，捨てましょう。そして無理をして飲み切ったり，捨てることにならないようにカフェでは大きいサイズではなく小さいサイズを頼むことも検討しましょう。

　「期間限定」「新商品」というシールを貼られている商品をついつい買ってしまう原動力は，自分の好奇心が100％なのではなく売り上げを伸ばしたい販売側の策略も含まれています。美味しいなら期間限定ではなくロングセラーの定番商品になるはずなので，むしろ期間限定商品や新商品がとびぬけて美味しい確率は低い可能性もあります。販売側の策略を疑った時に，それに乗っかるか，乗っからないかをマインドフルに選択してみましょう。

Q： 子どもの残したものがもったいないから食べてしまいます。

A： 日本のほぼ全家庭で起こっている現象で，非常に重要な問題です。
　心理学的にはサンクコスト（埋没費用）の問題と言われます。サンクコストとは，どうやっても取り返すことのできないコストのことです。子どもの残した食事にかかったコスト（材料，食品の料金，調理の手間と時間など）はもう払ってしまっているので取り返せません。そのコストを取り返そうと残り物を親が食べてしまうと，健康問題などの新たなコストが生まれてさらに大きな損をしてしまいます。子どものお腹を満たすという本来の目的は果たしているため，親も満腹であれば捨てるというのがマインドフルの原則に合っています。
　「せっかく作ったのにもったいない」「せっかく買ったのにもったいない」など「もったいない」がキーワードになります。生きている以上，損やコストなく生活することはできません。特に相手が子どもだと，自分よりもさらに予測できない動きをするためコストは必然的に大きくなります。お金や食べ物のために病気になり，子どもと一緒にいられなくなるほうが「もったいない」ですよね。

Q： マヨネーズや，唐揚げ＆ビールなど，カロリーの高いものが好きで，止められません。

A： 好きなものこそ，もっと突き詰めて下さい。この食べ物にはこれくらいのマヨネーズの量が合っているとか，最初の一口と終わりの方のマヨネーズの味の差異に気付いてみましょう。ビールを飲んでから唐揚げを食べる方がいいのか，唐揚げをしばらく味わってからビールで喉ごしを味わう方がいいのか，炭酸水と唐揚げの組み合わせと，ビールと唐揚げの組み合わせに違いはあるのかなど，マインドフルに味わって下さい。
　何かを禁止したり，制限する必要はありません。マインドフルに食べて満足感が増えると，結果的に量が減っていきます。先入観を捨て，マインドフルに味わってみると，意外と新しい発見があるかもしれません。

Q : 会社に行く前後にコンビニに行くのが習慣で，ついつい買ってしまい，食べてしまいます。

A : コンビニで毎回物を買ってストレスを発散しないといけないほど，普段の生活や仕事を頑張ったり，我慢したり，疲れているのだと思います。そんな自分をどうか責めずに，「それほど疲れているんだね」と，声をかけてあげてください。

　自分をいたわる気持ちを持つことはストレスの軽減にとても役立ちます。そしてせっかくコンビニに行くなら，いつものお決まりのものを疲れた脳でマインドレスに漫然と選ぶのではなく，コンビニを見渡し，本当に回復しそうな食べ物を選んで，家に帰り，落ち着いた環境を整えて味わって食べてみてください。そして，満足すれば途中で一呼吸置き，お風呂の準備をしたり，洗い物をしたり，TVをみたり，何か必要なことやしたいことをしてから，その後で残りもやっぱり食べたければ，食べてみてください。

Q : お酒を飲みすぎてしまいます。

A : お酒を飲むこと自体が問題ではなく（医師に禁酒や節酒を勧められている人は除く），マインドレスに惰性で，つまみ，酒，つまみ，酒と手を伸ばし，本当に欲している量以上にとってしまうことが有害です。

　お酒そのものが好きなのであれば，銘柄やグラス，そのお酒に合うつまみ，つまみの塩加減，その日の感じ方までぜひこだわり抜いて，味わってください。

　お酒の味そのものが好きなのではなく，酔って仕事モードの緊張感をとりたい，嫌なことを忘れたいという人は，マインドフル瞑想もお勧めです。

Q : お菓子（スナック菓子）を食べ過ぎてしまいます。

A : スナック菓子は，いかにたくさん買ってもらうかを突き詰めた英知の結晶です。マインドレスに食べてしまい，止まらなくなるのは当然の結果と言えるでしょう。加えてスナック菓子は，「体に悪くたくさん食べてはいけない」

というイメージが強く，あまり食べないように自分で制限しようとする気持ちが生じるため，貴重な甘美の味となり，ますます歯止めが効きません。

　そのため，制限をかけるのを止めてみましょう。いつもの原則に従い，満たされるまで食べてください。マインドフルに食べてみると1つ1つ確実に形や味わいが違います。「これは焦げ付いていて香ばしいな」「小さいけど味が良くついていて旨いな」「大きいだけで味が薄いな」などと，詳細に堪能してください。メーカーによっては，調味料を意図的に片面に多く付けているなどと公言しているところもあります。濃い味が好きな人は，せっかく同じ量を食べるのなら味の濃い面を舌に乗せて味わった方が満足感も増すでしょう。そして，満足したらそこで食べるのを止めましょう。

　できれば，自分が特に好きなスナック菓子を見つけてください。同じ商品でもメーカーによって味わいはまったく違います。大手メーカーだから美味しい訳でも，マイナーなメーカーだから不味い訳ではなく，むしろマイナーなメーカーの方が美味しくないと生き残れないので，美味しい可能性もあります。じゃがいもと油の組み合わせで，じゃがいもの味わいが甘めになっていたり，苦めになっていたりするので，好奇心を持って食べてみてください。繰り返して言いますが，量は大切ではありません。徳用と売られているものは，量を多く，値段を安くしている薄利多売の精神です。その値段で満足のいく味が出せているのかぜひ確かめてください。自分が本当に満足するお菓子であれば量は不要となるはずです。

Q： 体重はどれだけのペースで痩せればよいですか。

A： 1カ月に1kg以上のペースは目指さないでください。急に体重が減ると体が異常事態と判断して，食べたい欲求が出やすくなりますし，筋肉ばかりが痩せて，むしろ太りやすい体になります。水分や栄養バランスが崩れて，さまざまな不調も現れてきます。人間は短期間でそんなに簡単には痩せないようになっています。それを極端な●●制限ダイエットのような裏技を使って，何とか楽をしようとしても結局リバウンドしてしまいます。マインドフルに，本当に食べたい物を満足する量まで食べて，食事量が少し減ると，おおむね1日300kcal減ることになります。体重1kg = 8,000kcalなので，お

おむね 30 日で 1kg 痩せる計算になります。実際は，会合や付き合いなども あり，計算通りにはいかないので 1 カ月でマイナス 0.5kg くらいが現実的で しょう。ゆっくりとしたペースでしか痩せなくても，体重が減少し，あるライ ンを切るようになると，食欲が落ち，より簡単にやせられるようになりま すので，それまで焦らず淡々とマインドフルに食べていく姿勢が大切です（ア ディポネクチン，レプチンといったホルモンの影響）。

Q ： マインドフルに食べていると会話が止まるのですが。

A ： 常に食事に集中して，会話には目もくれないのは不自然ですし，楽しめる ものは楽しんで，会話からも満足を得ましょう。

　時間に余裕があれば，会話をする時には一旦食事の手を止めるくらいの気 持ちで，会話を含めて「マインドフルな食事」をしてもらえればと思います。 そして，自分がまだ本当にお腹が空いているか，まだ味わいたいかを確認し てから食事を再開しましょう。また，おいしいという気持ちは，口に出して 共有するのもマインドフルな食べ方です。気持ちを共有することで心も満た されますし，食事の感想を述べ合うことで，新たな発見や視点がもたらされ， より一層深く味わえます。

　会話を含めてマインドフルに食事を楽しむ例としては，トルコの朝食があ ります。トルコでは朝食を一番大切にしており，休日には丁寧に作った食事 を持ち寄り，家族や友人たちで会話を楽しみながら，数時間かけて食事をと る文化があります。朝の爽やかな日差しや風を感じながら，会話中には食事 の手を止めたり，時間に余裕のある朝食は「マインドフルな食事」に適して います。

　日本では平日の疲れを引きずって休日はなるべく寝ていたかったりと，余 裕がなく難しいかもしれませんが，それでも生活のヒントにはなるかもしれ ません。日本の休日の過ごし方というと，何もせずごろごろするか，外出し てレジャーなどを行うことが多いでしょうが，休むために必要なことは外出 が全てではありません。日々の生活を丁寧に行うことで気が休まることもあ るでしょう。トルコのように家族親戚友人が集まらなくても，それぞれの家 族が食べたいものを自分で丁寧に作って，ゆったりと皆で食べれば，交流の

時間にもなりますし，満たされた気持ちになるかもしれません。

　ポイントは「料理を作らなきゃいけない」と仕事のように自分を追い込むのではなく，食べたいという自分の素直な気持ちに沿って食事を用意することです。真面目な人ほど何かを始めるとちゃんとしたいと思い，最初は自然な気持ちで始めたことも，やらないと気がすまない習慣や義務になり，毎週日曜日は丁寧に朝食を作らないといけないと自分を追い込んでしまうものです。

　マインドフルに食事を食べることも義務ではありません。そうしたいなと感じる時はそのようにして，そうでない時はしなくても良いのです。自分の気持ちに素直に従って，心地よく生活することが大切です。

Q：　意志が弱くて，年末から新年にかけて忘年会や新年会，家でのおせちと，食べ過ぎてしまいました。

A：　仕事や家事，育児，介護，学業，闘病など，やらないといけないことばかりで気の抜く間のない生活であればあるほど，たまの休みに気を抜きたくなるのは当然です。自分を責めるのではなく，自分のそんな大変な状況に気付き，「頑張ってたんだな」と自分をいたわりましょう。

　そして，日常に戻ったら，またマインドフルな食生活に淡々と戻りましょう。食べ過ぎは，多くの場合，日々の生活のしわ寄せとして，生まれます。今の生活スタイルに無理や我慢がないかを見直し，自分を追い詰めないことが食べ過ぎの予防になります。

マインドフルな代わりの行動

生理的（なくせ） 🫃
- ✓お腹が減ったときはその時に間食をして飢餓状態にならないようにする
- ✓つまみを一旦辞めて，お酒をマインドフルに味わって飲む

心理的（なくせ） ♥
- ✓五感を使ってストレスを発散する（音楽，アロマ，お風呂，ストレッチ，軽い運動etc）
- ✓一旦，必要な家事をやった後に本当に食べたいかを確認する

習慣的（なくせ） 🚶
- ✓1日1回マインドフルに食べる
- ✓子どもが残したものは捨てる
- ✓料理を作りすぎたらタッパーに入れ冷蔵庫へ
- ✓見えるところに食品を置かない

マインドフルな代わりの行動

生理的（なくせ）🫃
- ✓
- ✓
- ✓

心理的（なくせ）♥
- ✓
- ✓
- ✓

習慣的（なくせ）🚶
- ✓
- ✓
- ✓

まとめ

① 食べ物をむやみに制限するべからず

- 制限しているものこそマインドフルに食べる

② 腹八分目の達人になるべし

- お腹いっぱいなら美味しいところだけ食べて部分的に残して，保存する
- 外食では単品注文する
- 家では酒も食事も一人分に取り分ける

③ 食べ物に関する自分の習慣やきっかけを知るべし

- 食べ過ぎる時の癖に気づいて，そんな時こそマインドフルに食べる

「理屈は分かったけれど，ご飯を残すのは無理！」という人に

　マインドフルに食べようとするとご飯を残す場面が増えます。「『すでに満足していたり，美味しくなかったりした場合は残して良い』というのは，理屈としては分かったけど，食べ物を残すのにはどうしても罪悪感がある」という人は多いです。食べ物や命を大切にしたいというのはとても自然な気持ちです。一人で生きているのではなく，食べ物や命によって生かされているという感謝の気持ちは素晴らしいものです。その気持ちを生かすためにも，よりマインドフルに生活していくことが大切です。

　お腹がいっぱいで苦しいのに嫌々食べて，体を壊し，自分の命を削ることが本当に食べられる命に対する感謝を示すことになるのでしょうか。食べる食べない以前に，命を殺しすぎた，食べ物を作りすぎた，食品を買いすぎた時点でその命はすでに無駄になってしまったと言えます。それにもかかわらず，必要もないのに食べるという行為で，余計に刈り取った命に対する罪が帳消しになると考えるのは，私たち人間の傲慢です。むしろ，必要な分しか買わないようにする姿勢の方が，命を尊重する行為です。売れ残りが多ければ，生産者は生産量を減らすでしょう。

　どんなにマインドフルに注意深く食べるものや食べる量を選んでも，予測より早く満腹になってしまって，残さざるを得ない時もあります。そういう時は，残りは冷凍や冷蔵保存しましょう。そうすれば空腹な時に再び美味しく食べることができ，食べ物へ感謝する気持ちも再度湧き上がることと思います。

　部分残しをして，余った天ぷらの衣やピザの耳など，保存しても食べようもなく捨てざるを得ないものもあります。私たちは全く無駄なく，余剰なく生きていくことはできません。何かを犠牲にすることなく活動することはできないため，それを避けようとするのは，とても不自然なことです。その不自然さを何とか消そうとすると歪みが生まれ，命を粗末にしてはいけないからと無理に食べることで，自分の体という一つの命を粗末にすることになります。自分の体も大切にするべき命です。あなたが大切にしたいと思っている人や命と同様に，あなたの体や健康も大切です。私たちはどうしても自分のことは粗末にしがちですが，自分の体もこの世界の一部であり，大切な命であることを忘れないでください。

第**6**章 │ # マインドフルを極める

Dr Neco 「どうですか？　マインドフルに味わっています
か？」

でぶねこ 「んー，できる時とできない時があって，ダメで
すね。普通のダイエットよりはつらくないけど」

Dr Neco 「できる時もあるのですね。良いですね。どんな
時にできて，どんな時がダメですか？」

でぶねこ 「休みの日のランチとか，余裕がある時は味わっ
て食べられたかなぁ。あとは，何か食べたいかもと思った時に，
食べるのを保留にして別のことをしているうちに，食べずに済ん
だこともあったな。けど，どうしても疲れるとばーっと食べちゃ
うんだよね」

Dr Neco 「なるほど，疲れているとついつい食べ過ぎちゃ
うのですね。その時のきっかけとか思っていたことは何だったの
でしょう」

でぶねこ 「きっかけ？　……うーん。昨日は仕事で帰りが
遅くて，21 時くらいにコンビニに寄っていろいろ買っちゃっ
て，気付いたらお腹いっぱいになっていたんですけど，食べてい
るものを残すのももったいなくて食べ過ぎて，またやっちゃった

なって感じました」

でぶざらし　🐹「あはは，一気食いしちゃうんだ。でぶねこは意
　　　思が弱いから。私より太ってるし」

でぶねこ　🐱「なんだと？　君は仕事してなくてストレスが少
　　　ないだけじゃない？」

Dr Neco　🐱「まぁまぁお二方，落ち着いて。そうですか，ご
　　　飯を食べるのが遅くなるのは，食べ過ぎてしまうリスクになるか
　　　もしれませんね。『食べ過ぎたな』って，ちょっと落ち込んだり
　　　したのでしょうか？」

でぶねこ　🐱「そう。それで，『次は食べないようにしよう！』
　　　と決意するんだけど，うまくいかないんですよ」

Dr Neco　🐱「やっぱり食べたくなっちゃいますもんね。こう
　　　して振り返ってみると，食べ物に関して，いろいろな気持ちや考
　　　えが出てきますね」

でぶねこ　🐱「気持ちや考え？『食べすぎて自分はダメだ』とか
　　　か『ご飯は残してはいけない』とかって考えることですか？」

Dr Neco　🐱「そうです。食べ過ぎたとしても『食べすぎるく
　　　らい，仕事で疲れていたんだな』と思う方もいるように，食べ物
　　　に関してどんな考えが出てくるかは皆違います。まずは自分の食
　　　べ物に対する考え方や感じ方のくせを見つけてみましょう。そう
　　　すると，食べ物とうまく付き合うコツも見えてきますよ」

でぶざらし　🐹「見つけるだけ？　ポジティブになったり，逆に
　　　自分に厳しくしなくていいのかなぁ？」

Dr Neco 「無理にポジティブになる必要はないですよ。そんなに器用に考え方が変えられるなら苦労はしないですしね。例えば，スキーの初心者は皆，坂が怖いのでストックを握りしめて，前かがみになって，転びやすい姿勢になってしまうんだけど，そのことを指摘されて意識するだけで，自然に腕を下げて胸を張って，リラックスした位置に落ち着くのと似ているかな」

でぶざらし 「それもしかしてただの先生の体験じゃない？ちょっと例えがマイナーすぎる割に具体的で違和感があるよ」

Dr Neco 「うわ……ばれました（笑）」

でぶざらし 「ちょっと意識するだけでスキーが上手くなったならよかったですね」

でぶねこ 「スキーはやったことがないから分からないけど，緊張していると気付いたら緊張が緩んだりしたことはあるかも」

Dr Neco 「そうそう。そういうことです。気付くということにも，マインドフルが有効です。最初の訓練としては，『呼吸』のエクササイズが良いと言われています。呼吸はまさに今していることだし，いつでも練習できて便利ですからね。ちょっと一緒にやってみましょう」

でぶねこ 「呼吸が大事，とかスポーツみたいになってきたな……」

無意識に浮かんでくる考えを捕まえる

人間の頭の中には1日に約6万語の考えが浮かんでいると言われています。考えるというのは私たちにとって当たり前過ぎるので，自分が考えていることを，実はあまり意識していません。この章では，普段意識していない自分の「考え」に注意と意識を向けてみます。

■ 出てくる考えにはきっかけがある

人間の「考え」は，いろいろな出来事に反応して，ほとんど自動的に出てくると言われています（認知行動療法ではこれを自動思考と言います）。考えが生まれるきっかけとなる出来事は，食べ物の味や匂い，人との会話などの，自分の外側のものであることもあれば，体から出てくる感覚や，昔の思い出などの，自分の内側のものであることもあります。

■ 自分の中に染み込んだ食べ物に関するルールに気付く

食事に反応して生じる考えには，どんなものがあるでしょうか。例えば，かつ丼やケーキといった高カロリー食品を目の前にすると，「美味そう」「こんなに食べたら太るな」「食べたらまた家族に怒られるな」などと，人によってさまざまな考えが出てきます。他にも，ご飯を残した時には，「ご飯は残してはいけない」「捨てたらもったいない」「作ってくれた農家の人に申し訳ない」と思ったり，食べ放題のお店に行けば，「頑張って食べて料金の元を取ろう」と思ったりするかもしれません。

このように，食事に触れると，いろいろな考えや，守らなければいけないと思っているルールが頭に浮かびます。そして，「残してはいけない」という考えに従って全部食べたり，「食べてはいけない」という罪悪感・背徳感の反動で食べてしまったりする時があるように，私たちの考えや感情は，行動や習慣と関係しています。中国では料理を振る舞ってくれた人に対し，「もう十分ご馳走になりまし

た」という気持ちを伝えるために皿に食べ物を残すことが礼儀であるように，考えやルールは個人や文化で異なります。考え方やルールを，無理矢理変える必要はありません。まずは，自分にはこのような考え方や感じ方のくせがあると気付くことが大切です。

■ ナスカの地上絵から学ぶ気付くことの大切さ

どうして気付くことが大切なのでしょうか。それは，気付くことで，その考えやルールから心理的に"距離"を取ることができるからです。ナスカの地上絵のように地上で見ていると分からない模様も空から距離をとって見るとそれが何かが分かるものです。何者なのかが分かれば，それにどう対応していけばよいか，今の自分に何が合っているのかにも自然と気付くことができます。

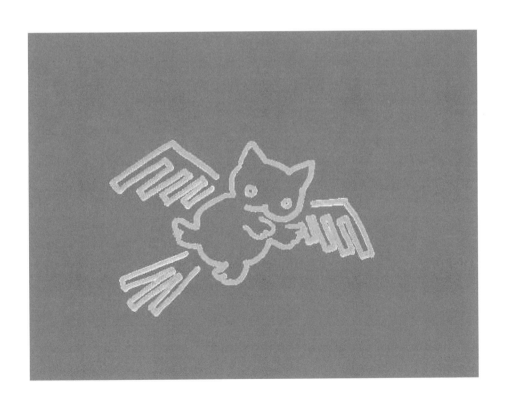

■ 全集中！　自分を知るために呼吸を学ぶ

　　　ここからは，自分の考えを把握し，どういうことをきっかけに食べようとするのかを知る技術を学んでいきましょう。それには，「今この瞬間に，価値判断をすることなく注意を向ける」マインドフルネスが有効です。

　　　とはいっても，今この瞬間に注意を向けるというのはなかなか難しいことなのでマインドフルを極めるためにも食事だけでなく，まず今この瞬間に私もあなたも必ずしているものを使って練習してみましょう。そう，呼吸です。あなたが呼吸をしているのは過去でも，未来でもありません。今です。そのため，今に立ち戻るために，船の錨のように呼吸を使うのです。また，あなたの体は今，地面や椅子，服や靴と接しているはずですので，その感覚にも注意を向けていきます。次の呼吸瞑想で一緒に挑戦してみましょう。この呼吸法でマインドフルを極めれば，これまでよりずっとマインドフルに食べやすくなりますよ。

でぶねこ　　　「先生，全裸で宇宙空間に浮いている猫はどうすればよいでしょうか。」

でぶざらし　　「てかあたしたちすでに全裸じゃない？」

Dr Neco　　　「まぁ，全裸でも呼吸はしてますよね……」

まとめ

- 食べ物に関する自分のルールに気付く
- 気付くだけで変化は起こる
- 気付くためには呼吸で練習
- マインドフルに呼吸できるようになると，マインドフルに食べやすくなる

食べるのってそんなに卑しい？　楽しむって恥ずかしい？
～男らしさと女らしさを考える～

　皆さんは，食べるのは卑しいと思っていませんか。私が太っていた時は，「食べ過ぎると体に悪いのに止められない自分はダメだ・卑しい・欲深い」というイメージがあり，食事中は何か悪いことをしているかのような気持ちに捉われていて，食事を楽しむ余裕はありませんでした。食いしん坊という言葉がありますが，どちらかというとネガティブな印象ですよね。

　しかし，本来，食事は悪いものではなく，むしろ生きる活力の源です。食べることが好きなのは，その意味でとても自然なことで，食が細くて苦労するスポーツ選手がいるように，食べる力も才能の一つと言えます。「たくさん食べる，食いしん坊＝卑しい，欲深い」というイメージの起源は分かりませんが，物理法則のようなこの世の「真理」ではなく，ある時代にたまたま広まった「文化」です。つまり，時代や場所が変わってしまえば，「食いしん坊＝可愛い」というふうに全く違う価値観に変わってしまうようなものなのです。

　そのような「文化」「時代の価値観」に捉われて自分の行動を決めるのではなく，食べることが好きなら，そんな自分の愛おしい個性を尊重して，日々の食事を丁寧に味わって食べてみましょう。実際，どのように美味しい時間を生き生きと楽しんでいる人は「可愛い」し，「かっこいい」と思います。個人的には，「趣味は」と聞かれて「食べることです」と堂々と答える人が増えてくれると嬉しいですね。

　話は広がりますが，私自身，食事だけでなく，何かを『楽しむ』ことを恥ずかしく感じ，楽しむ機会を避けがちでした。クールでいることが男らしくてカッコいい，大人っぽいと思い込み，一方で楽しそうに過ごす人たちを羨む。その上，楽しむ人たちを妬むあまり「子どもっぽい」「女っぽい」「はしたない」「人間はいつか死ぬのだから何をしても意味がないのにな」と見下し，斜に構えていました。振り返れば，感情を出すことで誰かに馬鹿にされたり，ぬか喜びをして後でがっかりするのが怖かったのだと思います。

　しかし例えば「男らしさ」については，脳は性差より個人差が大きく「男性が解決思考で女性が感情的」などというステレオタイプは間違っていると研究で判明しています。大人になって感情がなくなるわけでもありません。人とのかかわりの中で，不自然に性別や年齢で人間を区別し優劣をつけることで，自分の在り方を限定してしま

い，自分で自分の首を絞めてしまっていたことに気付きました。特に妻は「私たちには死という終わりが必ず来る」ことを意識し，だからこそ日々の喜びを丁寧に味わいながら生きている人で，その姿勢から多くのことを学びました。

　今は，自分を自分で縛っていたこのような思い込みを緩め，自分の感覚や感情を「あるがまま」に認め，恐る恐るですが，楽しければ笑い，悲しければ泣く，というようにそれらを少しずつ出せるようになり，気持ちもほどけて楽になってきました。

　この本の後半では，考え方の縛りを緩めて，気持ちが楽になることでリバウンドを防ぐ工夫も紹介するので，もう少しお付き合いください。

マインドフル呼吸瞑想

「瞑想」と言われると，難しい気がしますが，誰でも簡単にできますので安心して下さい。

まず，最初に自分の楽な姿勢を見つけます。椅子に深く腰掛けるのも，横たわって仰向けになるのも良いでしょう。リラックスできる体の状態を探して下さい。座る場合は，両足を交差させずに，足の裏を床につけておくと，地面との感覚を感じやすいと思います。

腕は自分の好きな場所に置いてもらえれば良いですが，お腹の上に置いた方が，呼吸を感じやすいでしょう。この本を手に取って読みながらでも問題ありません。この本を読まなくても分かるほど，手順を覚えた後は，目は閉じてしまう方が楽かもしれません。

また，次ページに音声ガイド付きのエクササイズも用意していますので，ぜひご活用ください。

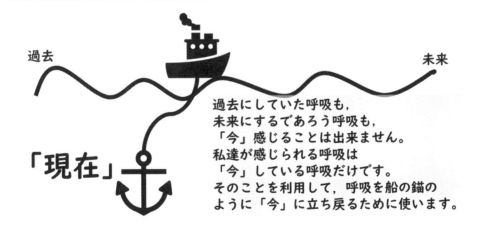

呼吸瞑想

過去　　　　　未来

過去にしていた呼吸も，
未来にするであろう呼吸も，
「今」感じることは出来ません。
私達が感じられる呼吸は
「今」している呼吸だけです。
そのことを利用して，呼吸を船の錨の
ように「今」に立ち戻るために使います。

「現在」

■ マインドフルダイエットエクササイズ3：呼吸瞑想

　　　　　今回も音声ガイドを用意しました。下記の文章を読み上げている音声ガイドをQRコードのリンクで再生できます。文章を読みながらエクササイズするのは大変なので，ぜひ音声ガイドをご活用ください。音声ガイドは約3分です。ガイドなしで呼吸瞑想される人も3分を目安に練習してみてください。慣れてきたら，電車の中や，仕事や勉強の隙間時間，お昼休憩中などに30秒ほど呼吸瞑想するだけでも，ホッと一息できます。

　呼吸に意識を持っていきます。呼吸をコントロールする必要はなく，自然に任せて，空気が入って出ていく感覚を味わいます。息を吸う時は，鼻や口から空気が入ってきて，喉を通り，胸と肩が上がり，肺に空気が入り，お腹が膨らんでいきます。息が出ていく時はその逆で，お腹が引っ込み，肺がしぼみ，胸と肩が下がり，空気が喉を通って，鼻や口から出てきます。こうして体の中に入ってくる空気の流れに意識を向けようとしても，「これでうまくできているのかな？」「こんなことをして意味があるのだろうか？」などいろいろな考えが浮かんでくるかもしれません。そのように考えが出てくることは自然なことです。「ああ，考えていたな」と気づいた時に，今している呼吸に注意を戻していきます。呼吸をまるで船の錨のように意識を留めるための道具として使います。

　こうして，今まで呼吸していても意識していなかった空気の出入りに気付いたら，口や鼻に触れている空気の感覚にさらに注意を向けていきます。入ってくる空気と出ていく空気を比べると，入ってくる空気の方が乾燥していて冷たく，出ていく空気は少し湿っていて，温かく感じられると思います。

　呼吸からさらに注意を拡大し，今度は地面に触れている足の裏の感覚に注意を向けていきます。足が地面に触れている感覚，足が靴に触れている感覚，お尻が椅子に触れている感覚に注意を持っていきます。今までもそれらと触れていたけ

れど意識していなかった，と気付くかもしれません。次は，上半身の感覚に注意を向けていきます。背中が背もたれに触れている感覚に注意を向けていきましょう。痛みや痒みなどの不快な感覚に気付くかもしれません。それらを排除しようとせず，ただその感覚があるということに気付きましょう。その感覚は，強まったり弱まったりしているでしょうか。感覚の強さが一定に続くわけではないと気付く人もいるかもしれません。その不快な感覚に息を吹きかけるようなつもりで，吐いている呼吸の方に意識を戻していきます。

　この瞑想を終える時は，瞼の重さを感じる位のゆっくりとしたスピードで目を開けていき，目に入ってくる景色を眺めてみましょう。瞑想前と比べて，何か違って見えるものはあるでしょうか。

　　〈振り返り〉
　食べたいという衝動と付き合っていく最初のステップとして，マインドフルネスという状態を体験し，今この瞬間に注意を向けて，自分の考えや感覚を把握することを練習しました。
　感じ方に正解はありません。自分の感じたまま，体験を振り返ってみて下さい。

■ 呼吸瞑想ができるとダイエット効果アップ

　食べ方だけマインドフルになるよりも，呼吸瞑想も取り入れて，マインドフルに馴染んでいったほうがダイエットに良い効果が出ることが分かっています。夜寝る時に，音声ガイドを聞きながら，呼吸瞑想を続けて，そのまま寝てしまうというように，生活の中で呼吸瞑想のエクササイズを取り入れてしまうことをお勧めします。

　慣れてきたら，作業中に集中力が切れた時や電車の移動時間などのスキマ時間に30秒ほど呼吸に意識を持っていくと少し気持ちが落ち着いて楽になります。

■ 呼吸瞑想も「頑張らない」

　初めて自転車に乗る時や水泳をする時のように，新しくて慣れないことをしているので，最初は違和感があったり，うまくいかないはずです。焦らずゆっくりと慣れていきましょう。

　毎日，呼吸瞑想エクササイズができたら理想ですが，人間にはそれほどの持続力は備わっていません。無理に頑張って，1週間毎日やっていると，1日やれないだけで嫌になり，そこからやらなくなってしまうことも多いと思います。それよりは，無理のない範囲で，1週間の中で，数日寝る前に呼吸瞑想をすることを，ダラダラと続けている方が，トータルの練習量は増えていきます。目標がどうしてもほしいという人は，1週間の中で3日間だけ（何曜日でも構いません）呼吸瞑想エクササイズをすることを1カ月ほど続けてみると，自分の中に変化を感じられると思います。1カ月というのはあくまでも目安なので，だらだらと続けていられるようならその先も続けてみてもよいでしょうし，呼吸以外の日常の中でマインドフルになれる習慣を身に着けていれば，むしろ必要なくなるかもしれません。

まとめ

- 呼吸瞑想を通して，マインドフルという感覚をつかむ
- 呼吸瞑想はダイエットにも良い
- 頑張らずに呼吸瞑想を続けてみる

第 **7** 章 | マインドフルネス・ダイエットを 生活に溶け込ませる

目標を確認しよう

Dr Neco　「そういえば，でぶねこ君はどうしてダイエット しようと思ったのですか？」

でぶねこ　「いやぁ，やっぱり職場の女の子にモテたいなぁ と。最近，後輩の女の子に『ちょっと丸くなりましたね（笑）』っ て言われちゃって」

Dr Neco　「でぶねこ君に話しかけるような女の子が？！」

でぶねこ　「いやいや，僕だって女の子に話しかけられるく らいはする，とも限らない。話しかけてもらえない職場もある。 今の職場の皆に感謝しよう」

Dr Neco　「でも，カッコいい自分になりたいという，ちゃ んと動機を持っていることはいいことですね。ダイエットの先に ある未来や希望があるから頑張れるのですから。それは，見た目 でも，健康に長生きしたい，でも何でも良い。ダイエットが苦し くなってきた時は，それを思い出してほしいものです」

でぶねこ　「確かに忙しいと忘れがちですね。太っていると 膝にも悪いし，趣味の山登りを続けるためにも頑張ろうかな。仕

事を引退した時に体がボロボロで何もできなかったら寂しいし
……」

Dr Neco 　　　「でぶざらしさんはどうです？」

でぶざらし 　　「私は別に太っててもかわいいから見た目は関係
ないんだけど。物を落とした時に拾うのがちょっと大変なのよね
……。あと電車の中で，だれも隣に座ってくれないのとかね。あ
とこの間，食べ放題の店で，大食いのプロだと思われて，入店を
断られちゃったのはさすがにショックだったわ」

Dr Neco 　　　「……（ホロリ）」

■ 悩みの裏に希望あり

　　悩んでいる人の心の裏側には，必ずよりよくありたいという希望や欲求があると言われています。

　　この本を読んでいるということは，体重や体型，健康などについて変化を起こしたいという希望を，少なからずお持ちなのではないかと思います。不健康で病気になり，寿命が短くなってもよいと思っている人は自分の体のことで悩んだりはしません。「健康な体を維持して，趣味のスポーツをずっと続けたい」「痩せて恋人をゲットしたい」「シュッとしてできるやつと思われたい」「大事な人とできるだけ長く時間を一緒に生きていたい」というように，減量してどうなりたいかを考えることは，生活にマインドフルを導入する動機として，とても大切です。

　　あなたが，体重を減らして，健康でいたい理由は何でしょうか。健康な体でこの先どんなことをし，どんなことを続けたいですか。体重が減り健康になった自分はどんなことをしているでしょうか。好きなこと，心地良いこと，気に入っていることは何でしょう。ダイエットはそれらを叶える手段であって，目的ではありません。ぜひ，自分なりの目的や目標をシートに書き込んで忘れないようにしましょう。

あなたの目標や目的は？

- あなたが，体重を減らして，健康でいたい理由はなんですか。健康な体でこの先どんなことをしたり，どんなことを続けたいですか。
- 体重が減り，健康な自分はどんなことをしているでしょうか。好きなこと，心地よいこと，気に入っていることはなんでしょう。
- 目標は「好きな山登りを続けていたい」「健康で家族と毎年旅行に行きたい」など具体的であればあるほど良いです。

①	
②	
③	
④	

無理なく具体的にマインドフルな行動や習慣を生活に溶け込ませよう

　目標を確認したら，実現可能な具体的な行動を決めます。そのためには生活スタイルを少し変える必要がありますが，私も，新しいスタイルに慣れるのは大変でした。

■ 昔の食事のスタイルにお別れし，今の自分に合う新しいスタイルへ

　私が学生の頃は貧乏で，食事にお金をかけられなかったので，お腹がすくのが嫌で，大盛無料などを駆使して，何とか一回でたくさん食べていました。このスタイルがすっかり染みついたまま社会人になったので，なかなかこの癖が抜けませんした。しかし，空腹感の強さや持続時間をよくよく観察してみると，学生の時ほど食べなくても，それほどお腹が空かなくなっていることに気付きました。年齢とともに食べる力が落ちたとも言えますし，少ない食事量でも活動できるようになったとも言えます。ただ，その変化があまりにゆっくりだったため，自分で気付くことなく，10年経っても学生時代のように食べてしまっていたのです。

　学生時代の食いだめも，若い時は有効だったのかもしれません。しかし，人間の体や取り巻く状況は常に変化しているので，今の自分に合ったスタイルに適宜変更していく必要があります。それはパワーとスタミナで勝ってきたスポーツ選手が，歳を重ねるにつれ，テクニックと経験で勝つようにスタイルを変化させていくのと似ています。昔の食事のスタイルに感謝しながらお別れし，今の自分に合う新しいスタイルを見つけましょう。そのためには，一気にスタイルを変えようとせず，まずは2つだけ習慣を変えます。これまで紹介してきたいろいろな行動から，自分でもできそうな「マインドフル習慣」を書き出してみましょう。

マインドフル習慣

・これまでの例を参考にこれだけは続けようという
習慣を2つ書き留めておきましょう。

| 習慣例 | 最初の一口はマインドフルに味わって食べる |

いつ 何時ごろ	どこで	誰と	何時間	頻度は
夕食時	自宅で	独りで	最初の 5分	週末だけ

- -

| 習慣1 | |

いつ 何時ごろ	どこで	誰と	何時間	頻度は

| 習慣2 | |

いつ 何時ごろ	どこで	誰と	何時間	頻度は

このページをコピーして見える所に貼っておこう！

まとめ

- 悩みの裏にある希望をはっきりさせる
- 希望に向けて今の自分にできる習慣を2つだけ決める

第 **8** 章 │ 心を満たして，
食べ過ぎないメソッド

Dr Neco 　🐱 　「もう相当マインドフルネス・ダイエットに熟練
してきたんじゃないですか？」

でぶざらし 　🐹 　「見ての通り，でぶじゃなくて，もうただのぽっ
ちゃりレベルですよ！」

Dr Neco 　🐱 　「わっ，すごいですね！（あれ？　前からただの
ぽっちゃりって言ってなかったっけ……）」

でぶねこ 　🐱 　「ぼくも気が付いたらだいぶ痩せてきましたよ。
でも，仕事でいろいろうまくいかないと，やっぱりむしゃくしゃ
してついつい食べ過ぎたり，飲み過ぎちゃうのは0にはなってな
いなあ。この間も，上司に分からないことを何度も説明してもらっ
たけど，理解できなくて。でも，怒られるのが怖くて，よく分かっ
てないのに，「分かりました」って言っちゃって，仕事が進まな
くて，結局怒られちゃった。「自分はダメだなー！」ってやけ食
いしちゃったんですよ。他にも，悪い人ではないんだけど，「ダ
イエットしてるのに結構食べてるじゃん」とか茶化してくる友達
がいてまたイライラ。あとは，母親に掃除や片づけしろとか怒ら
れて喧嘩になると，気が付いたらガーッと食べちゃってる」

Dr Neco 　🐱 　「おおっ，でぶねこ君も大変ですね。食べ方を見
直してみると，生活の他のこともいろいろと気になってくること

が多いんです。食べ方の乱れは生活の乱れを表していたとも言えますね。誰かと喧嘩状態で関係がうまくいっていなかったり，就職・転職・退職・昇進・減給・引っ越し・交際し始める・別れる・結婚・離婚というふうに，生きているといろいろな変化があるから，自分で気が付かない間に今までのやり方だとうまくいかなくなっていることも多いものです。そんな今までの生き方の行き詰まりが，食べ過ぎや飲み過ぎにたどりついているのかもしれないですね。もし，今ひとつダイエットがうまくいかない時は，食べ方だけでなく，生活，つまり，何がストレスになっているのか，それをなくすことはできるのか，あるいはなくすことができない場合には，そのストレスとどう付き合っていけばより楽になれるかを見直してみると良いでしょう」

でぶねこ　　　「普段の生活で溜めているストレスが体重になっているってこと？　ダイエットの話から大分広がったなぁ。頑張らなくても痩せられるって聞いてたのに，ストレスとの付き合い方を考えなくちゃいけないなんて，割と大変そう」

Dr Neco　　　「そうだね。食べ方も，やたらと我慢したりせず，むしろ頑張らない方が痩せられるように，ストレスとの付き合いも，やたらと我慢したり押し殺したりせずに済むように工夫できれば理想的です。何でも頑張りすぎないで自然体でいる方が，痩せられる，と思ってもらえると嬉しいです」

でぶざらし　　「うーん，まあ，いつも通り騙されたつもりで教えてもらおうかな。先生は精神科医でストレスの相談ばかり受けていて，自分はストレス溜まらないの？」

Dr Neco　　　「すごい溜まりますね。戦場で傷ついた兵士が次々と運ばれてくるような疲労感に襲われます。治しても治しても，次から次へと運ばれてきて，いつこの戦争は終わるのだろうという絶望感に打ちのめされる。そうかといって，わかりやすい国同

士の全面戦争というわけでもなく，ゲリラ戦のように人が人を傷つけている。そして傷つける人もかつては誰かに傷つけられたことがあることが多い。だから，人を傷つけた行為自体は許されないことであっても，その人自身が悪と言えるかといえばそうでもなく。さらにいえば……」

でぶざらし 「うん，ありがとう。大変なのはわかった（これ話長くなるやつだ……）」

Dr Neco 「ありがとうございます。皆，どれだけ自分のケアをできるかにかかっていますね。無理はしない，背伸びはしない，できないことはできないと言う，自分ファースト。等身大の自分より大きく見せようとやりすぎると長く続かないし，不安にもなりますからね。今回はそんな心の満たし方を一緒に見つめ直してみましょう」

でぶねこ 「さすがに後半になってきたから，少し深い話になってきたなぁ」

マインドフルを邪魔する強敵：隠れミッキーを見つけよ

　　これまでは生活にマインドフルを馴染ませるコツを紹介してきましたが，今度はマインドフルな生活を邪魔する要素を考えてみます。その一つに，空腹や痛み，疲れ，退屈，悲しみ，怒りなどの不快でネガティブな感情をすぐに排除しようとする心構えがあります。不快感を排除したいと思うのは人間として自然な気持ちです。しかし，排除するための対処がむしろ不快感を増幅させる悪循環になっていることがよくあります。

　　例えば，蚊に刺されて痒くて肌を掻きむしると，一時的に痒みは消えますが，肌が荒れてますます痒くなります。一時的なストレス解消のために，マインドレスに食べ過ぎてしまうと，食べてしまった罪悪感がストレスになり，ますます食べ過ぎに拍車がかかるようになります。これを次のように図にすると，3つの球がつながりあって，まるで隠れミッキーのようなので，隠れミッキーの悪循環と呼んでいます。隠れミッキーを見つけるように，日常生活の中の悪循環を見つけ，マインドレスから脱する手掛かりとしましょう。

苦痛をすぐに排除しようとすると悪循環に嵌りうる

・身近な隠れミッキー（悪循環）を見つけてみましょう。

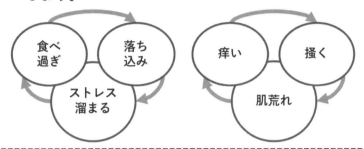

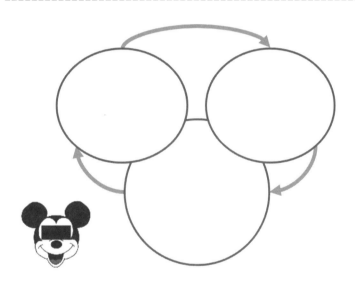

ストレスを溜めないために

　　生活の悪循環は見つけられたでしょうか。これは難しいので最初は見つからなくても大丈夫です。私が太っていた時は，平日は「通勤」「残業」そして週末に「職場の飲み会」で，余裕がなく，土日は疲れを取り戻すための「寝溜め」で時間が潰れて，心のリフレッシュを図れず，また平日に戻るという悪循環でした。マインドフルネスという感覚を身につけてからは「これは本当に自分がしたいことなのだろうか」という疑問が頻繁に出てくるようになりました。

■「したいこと」と「しないといけないこと」は違う

　　「したいこと」と「しないといけないこと」は違います。職場の飲み会は「出ないといけない」となるべく出席していましたが，いつも楽しいわけでもなく，飲み会が重なると疲れが残って苦しい時もありました。しかし，「出ないといけない」なんていうルールは存在しておらず，ちゃんと周りを見渡せば，来てない人もたくさんいたのです。出ないと仲間はずれになるのではないかという自分の不安や心細さからそう思い込んでいただけでした。

　　マインドフルに自分の本音を確認し，本当に行きたいと思うなら参加し，そうでないなら参加しないという判断も大切です。また，自分の希望がお酒を飲むことでなく，職場での親交を深めることであれば，だらだらと何時間も話すよりは，1時間で切り上げてもいいのです。このように自分で思い込んでいたルールや世間のルールから自由になり，本音で行動することが，ストレスの軽減になります。

■ 周囲の期待で動きすぎず，自分の本音も大事にする

　　本当に望んでいる生活は何かと聞かれても，すぐには分からないかもしれません。自分の望みは自分の気持ちと周囲の期待の相互作用で決まります。例えば，仕事や学業，スポーツなどで，「親，上司，

教師，同僚などから評価されたい」と周囲の期待に応えようとしている部分と，自分の興味関心との相互作用で，「仕事で頑張りたい」「テストで良い点を取りたい」「スポーツが上手くなりたい」などの気持ちが生まれてきます。しかし，多忙でマインドレスな生活が続くと，自分の気持ちを確認する余裕がなくなり，いつの間にか周囲の期待に際限なく応えていくことになります。

　自分が抱えているものが限界でも，「怠けやサボりと思われそう」「周りも我慢しているから自分も我慢しないといけない」「自分が断ると周りに迷惑を掛ける」と考えるとどんどん苦しくなっていきます。

　なんとかその期待に応えて続けていても，今度はそれが「できて当たり前」になり，ますます周囲からの期待が大きくなり，応えきれなくなっていきます。そのような自分の本音を無視して周囲の期待に応え続ける苦しさが暴飲暴食や生活習慣の乱れに繋がっていきます。仕事や学業だけでなくても，親から「安定した職業につきなさい」「結婚しないのか」「子どもはまだ生まれないの」などとプレッシャーをかけられたり，友人や恋人配偶者から「こうするべき」「こうすることが当たり前」と言われるなど，身近な人と意見が衝突することもあります。

　このように私たちは常に周囲の期待と自分の本音に折り合いをつけて生活をしていますが，自分の本音を押し殺して生活する方が争い事が起こらず，表面的には平和が保てるため，そうしている人が多いかもしれません。しかし，ずっと食事をしないでいると飢餓状態となり，いずれ過食してしまうのと同様，周囲の期待を優先し続けると心身の不調をきたします。そして，気持ちを押し殺し続けると，自分がどう思っているのか，どう感じるのか，本音や本当の気持ちに気づきにくくなっていきます。「やっていて苦しい」と感じる時は，自分の本音と周囲からの期待のズレが大きい時です。そんな時は立ち止まって，マインドフルに自分の生活を見直してみましょう。

■ コミュニケーションのズレが多くのストレスの原因

　ちなみに，周囲から期待されていると思っていることであっても，相手に確認してみると実はこちらの思い込みだったり，こちらの状況を知らずに要求していただけだったりすることもあるので，コミュニケーション不足が問題を大きくしている場合も多くあります。コミュニケーションスタイルの問題へのアプローチに関しては後述しますが，肝要なのは「ちゃんと伝える」「相手に確認する」という作業に尽きます。ですが，なかなか思い切って伝えられなかったり，そもそも自分で思い込んでいることに気付けなかったりと難しいことがあるかもしれません。第三者に状況を分析してもらいつつ練習してゆく対人関係療法などの心理療法が役に立つこともあります。

■ 多様な生活スタイルがストレス解消の糸口に

　2020年は新型コロナウイルス感染症によって，日本全体が強制的に自分たちの生活スタイルについて立ち止まって考えるきっかけとなりました。当たり前だった満員電車に揺られる苦痛や，そもそも週5〜6日も仕事をして週1〜2日しか休日がないことに違和感を持った人もいるでしょう。週5〜6日勤務ということは人生の7〜9割を仕事に費やしていることになります。仕事が大好きであれば良いかもしれませんが，そうでなければつらいものです。

　私の外来に通院されている患者さんの中にも，週5日も働くことは自信がないと言われる方もいます。もしかするとその感覚のほうが自然なのかもしれません。それまで休職と復職を繰り返し，職場で「ダメな社員」のレッテルを貼られて苦しんでいても，テレワークが導入されると体調が安定し，成果を出せるようになった患者さんもいます。

　最近は，職場側が社員一人一人の特性に応じた「合理的配慮」を行うことが求められていますが，働き方に多様性が生まれることで，本人の感覚と周囲とのズレが解消され，健康になる方が増えていくことを期待しています。

■ 身を粉にして頑張った先にあるのはどんなことだろう

　職業柄，いろいろな患者さんと出会いますが，多く見かけるパターンは，職場の過重労働でうつ病になったり体調を崩して休職に至ってしまうケースです。仕事の依頼を引き受け続け，遅くまで残業をして会社のために尽くしていても，一度心身を壊すと「ダメな社員」として扱われてしまい，会社に怒りや恨みを持っている人もたくさんいました。

　心を病み，うつ病になって，日常生活を送るだけで精一杯の状態になったとしても，また過労ゆえの暴飲暴食の末，肥満となり，脳梗塞で半身麻痺になって生活に支障が出たとしても，期限内に復職できなければクビです。会社から予想以上に冷たい対応を受け，会社内の立場を失い，健康を失い，絶望している患者さんもいます。

　それで，残ったものが家族や友人であり，彼らと過ごす時間が自分にとって一番かけがえのないものだったと気付き，大切な人たちと共に生きていくために何ができるか，自分なりの活路を模索し始める患者さんたちにもたくさん出会いました。私自身も，自分が一番望んでいることに時間を使えていないと気付きました。

■ 目的と手段が入れ替わっていないかをマインドフルに確認

　会社や誰かのために仕事を頑張ることが悪いことなのではありません。仕事が自分の人生に有意義であり，そこにズレがない時は苦しみや疲れも少ないものです。ただ，仕事は望んでいる人生のための手段であったにもかかわらず，一生懸命になりすぎて，仕事のための人生になってしまうと目的と手段が逆転し，どこかで行き詰まりを感じます。仕事に限らず今の生活に何か違和感がある時は，どこかにズレが生じていて，目的と手段がいつの間にか入れ替わり，本来の目的から遠ざかっている時です。マインドフルに生活をして，そのズレが何かを見つめる時間を取ることがストレスを減らすためのコツです。

溜まってしまったらストレスに対処しよう

　ストレスは良くダムに例えられます。望んでいる生活と現実とのギャップが大きければ大きいほどダムに溜まる水（ストレス）は増えていきます。

　望んでいる生活とのズレが大きいことに気付けたとしても，例えば仕事であれば簡単に転職できないというように，事情があって生活スタイルはすぐには変えられないものですし，どんなに頑張っても日々必ず何らかのストレスが溜まっていきます。

　ダムが決壊してしまう前に，放水する（ストレスに対処する）ことが大切です。日々の生活の延長線上で行えるので，マインドフルダイエットはストレス対処法にもなります。そして，この章では，ここまで学んできたことを生かして食べること以外でも日常生活全体をマインドフルに過ごして，ストレス対処の幅を広げて行きましょう。味覚に対するマインドフルを体験された今なら，味覚だけでなく，いろいろなところに意識を向けることで，他の五感に対してもマインドフルになれるはずです。

■ あなたの身近にまだまだあるマインドフル

味覚

　これまで紹介しきれなかったコツとして，いつもと違うものを選ぶことも有効です。いつもと同じメニューではなく，違うものを食べてみたり，新しいお店に入ってみたり，いつもと違う味付けにしてみたりと，予想と実際のギャップを作ると，違いが分かりやすくなり，マインドフルに食べやすくなります。

　自販機の飲み物も，いつも決まったものを買っているなら，5秒で良いので，上から下まで眺めてみて，美味しそうなものがないか探してみて下さい。不味かったら残念ですが，その分当たった時の嬉しさもあります。以前の私は，水は水道水で無料で飲めるから買

う必要はないだろうとミネラルウォーターは買わなかったのですが、そんなマイルールを外して飲んでみたら水道水では味わえない水の美味しさに気付き、それからはよく買うようになりました。

それまではお金を払うなら味がしないともったいないからと無理をして水以外の飲み物を買っていたのですが、余計なカロリーを取っていたなと思いますし、ただ喉が渇いている時は味がついてない飲み物のほうがむしろ喉が渇かなくなるので、ダイエットには効果的でした。

聴覚 ♪♫

耳に意識を向けると、今までも聞こえていたはずでも聞いていなかった音、例えば、外から聞こえてくる雨音、散歩中に草木が風に揺られて擦れ合う音、などに気付くかもしれません。個人的には、電車が線路の上をガタンゴトンと走る音を聞くのが好きです。

他にも、今まで聴いたことのないジャンルの音楽を聞いてみたり、今まで聞いていた曲も、ボーカルの声だけなく、息遣い、楽器の音色の方に注目して丁寧に聞くと新しい発見があるかもしれません。プロの曲だけでなく、今はアマチュアの人でもいろいろな音楽をネットにアップしてますので、聴き比べるのも楽しいかもしれません。

自然の音もストレス解消になります。ネットで検索して聴くのも良いですが、近くの小さな川の音や、雨の日の水滴の音、風の音、朝の鳥の声、虫やカエルの声など、身近にあっても普段は意識していない音がたくさんあります。頭の中を忙しくせず、ただじっと耳を傾けると気持ちが落ち着きます。

嗅覚 ☕

危険を察知するために不快な匂いは気付きやすくても、心地良い香りはあまり意識していないかもしれません。花や香水、アロマ、お香、匂い袋、ハーブ、芳香剤など多種多様な香りを楽しむ商品が

あるのでお気に入りを見つけてみたり，わざわざ新しいものを買わなくてもコーヒーや紅茶など普段出会う匂いを意識的に味わうこともできます。カフェインの入っていないルイボスティーや蕎麦茶などはリラックスしやすく，睡眠の質にも影響しないので特に夕方以降はおススメです。

　他にも，夕立の時の土の匂いや，雨の匂い，帰り道の草花の匂いなど，改めて振り返ると，身近な匂いが意外とたくさんあることに気付きます。

視覚

　疲れていると下を向いていて考え事をしてしまいますが，ふと顔を上げて，夕日の色の鮮やかさや，陰影を持つ雲の表情に目を向けるのも心が落ち着きます。帰り道に咲く花や，夜空の月を少し眺めてホッとしてみたり，ぼーっと雲の流れをみて頭を空っぽにするのもよいでしょう。

　今まで見ても何とも思わなかった絵画をマインドフルに眺めてみると，「この色合いは奇麗だな」とか，「ここでこの影をつけた作者の意図は何だろうか」とか，最近は楽しく鑑賞できるようになりました。

　他にも好きな動物の動画を見たり，童心に帰ってシンプルなアニメを見るのも意外と発見があります。

触覚・温度覚

　自分の体に触れているものは全て活用できます。肌に心地良い服を身につけたり，庭の手入れをしたり，入浴剤を使ってみたり，ウォーキングをしたり，体を動かして感じてみましょう。

　「運動をすると気持ちいい」「人と話すと楽しい」など心地良いものに触れると，そこから，次に何かしてみようというエネルギーをもらえます。平日は街中で理性的な活動をしている人は，休日は郊外で，より動物的な，自然に触れる活動をしてみると癒されるかも

しれません。

　「マインドフルシャワー＆バス」もおすすめです。温かいシャワーが，頭皮から首，上半身へと流れていく心地よさや，湯船の中で冷えた手足が徐々に温かくなって筋肉の緊張がほどける感覚をしっかり味わうことで，心地良さが増します。湯船の中で，肩や腰に痛みを感じることもあります。痛みを取り除こうとやたらとストレッチしたり，揉んだりしても痛みが取り切れず，逆にいらいらするので，ただお湯に身を委ねて，痛みがどういう風に変化していくかを観察するようにしています。わざわざ揉んだりしなくても，痛みは勝手に強まったり弱まったりする，つまり痛みはコントロールできない

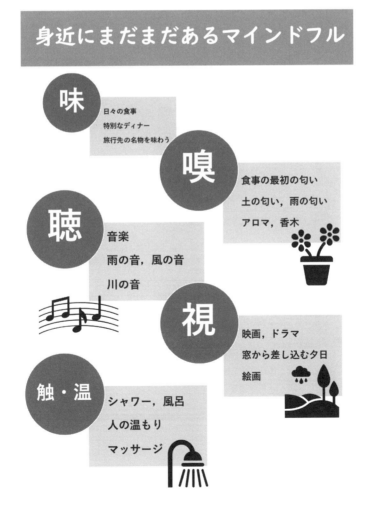

身近にまだまだあるマインドフル

味
日々の食事
特別なディナー
旅行先の名物を味わう

嗅
食事の最初の匂い
土の匂い，雨の匂い
アロマ，香木

聴
音楽
雨の音，風の音
川の音

視
映画，ドラマ
窓から差し込む夕日
絵画

触・温
シャワー，風呂
人の温もり
マッサージ

ことに気が付くと，痛みを取り除こうという意気込みが減り，緊張が緩むので，痛みも弱まるのです。「痛み＝取り除かないといけない不快なもの」と反射的に思ってしまいますが，酷使すれば痛みが出るのはむしろ自然で，痛みが出るくらい日中に頑張りすぎてしまっていることを教えてくれているのです。もちろん，今までとは違う痛みを感じたら，無理せず病院を受診しましょう。

リラクゼーションの選択肢を広げよう

味 	・いつもと同じメニューではなく，違うものも食べる ・一駅違う所で新しいお店を開拓 ・いつもと違う味付けにする
聴 	・外出中，自然の音（海・川・雨・風・森etc）を聴く ・雨の日に窓を開けて，水滴の音を聴く ・今まで聞いたことのないジャンルの音楽を聴く
嗅 	・雨の日に窓を開けて雨の匂いを嗅ぐ ・飲み物（コーヒー・紅茶etc）を意識的に嗅いで味わう ・花を買って嗅ぐ ・お気に入りの香水を見つける
視 	・部屋の模様替え ・好きな動物（猫・犬・あざらし etc）の動画を見る ・アプリで漫画を読む ・スポーツをTVで・スタジアムで観る ・電車から外を眺める ・いつもと違う道で帰宅する
触・温 	・入浴剤を使う・キレイな靴を履く ・髪を染める・筋トレをする ・自分に合う整体を探す ・好きな温泉や銭湯を探す ・マインドフルにシャワーや入浴をする・公園で日光浴

■ 日々の単純作業にも意外と気付きがある

　五感を使って感覚の心地良さにマインドフルになるだけでなく、掃除や洗濯、仕事のルーチンなどの繰り返しの作業中にマインドフルになると、不快感よりむしろ達成感が出てきます。

　上司から頼まれた単純作業に「こんな意味のないつまらないことをやらされている」「自分だけがいつも損をしている」とイライラしながら取り組むと、疲れも倍増します。仕事そのものに意識を向けて、作業に没入していると、案外集中できて、すんなり終わるかもしれません。マインドフルに集中できていると「こういうふうにしたらもっと効率的になる」と気付きも増えて、作業の仕方に主体性も生まれていきます。

　部屋の掃除も、「これをやったら次はあの部屋をキレイにして、次は」と、いろいろと考えながらしていると疲れやすく、掃除するところが多く感じられてやる気が削がれます。ホコリが溜まっているところを見つけて、きれいにしたいという気持ちに従い、少しずつ手元のできる範囲から手をつけてみましょう。そうして没頭する内に部屋がキレイになり、頭の中もスッキリして、意外と意欲が出て結果的に一番効率よく掃除できたりもします。

　他にも、小さい子どもと延々とボールを投げ合うといった単純作業も、その遊びに集中せずに「いつまでやるんだろう」「これが終わったらあれをやらないと」など頭でいろいろと考えていると退屈ですよね。そうではなく、マインドフルに子どもとの遊びに注意をもっていくと、どう投げたら子どもが受け取りやすいかを工夫するのが意外と面白く感じたり、子どもの表情がいつも同じではないことなどに気付き、楽しみを見つけられるかもしれません。

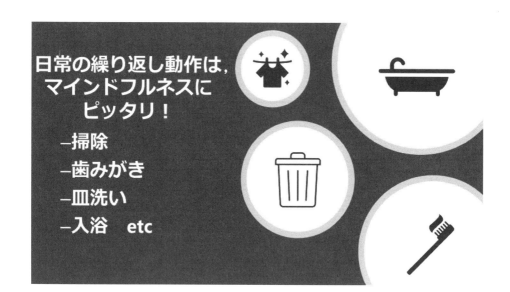

日常の繰り返し動作は，
マインドフルネスに
ピッタリ！

‒掃除
‒歯みがき
‒皿洗い
‒入浴　etc

マインドフルリラクゼーション

　　　　最近はプロスポーツ選手も，ただがむしゃらに鍛えるのではなく，心と体のケアも大事にしています。自分の体と心を使って生活の糧を得ているという意味では誰しもが「プロ」ですので，たった一つしかない自分の体と心をしっかりケアしましょう。ここではマインドフルにリラクゼーションする方法をお伝えします。

　　「緊張しないで，リラックスして」と言われて，リラックスできるのなら苦労はしません。リラックスしようと頑張るほど，力が入って，むしろ緊張してしまいます。そういう時には，逆に思いっきり力んで，力を入れ続けましょう。ずっと力を入れ続けることはできないので自然に力が抜けるはずです。これを筋弛緩法と呼びます。この動作をマインドフルにやってみましょう。

　　マインド「レス」に生活していると，だんだんと頭が前に出ていき，肩が上がり，猫背になって，姿勢が悪くなります。すると肩こり，腰痛が出てきて，それをかばうようにますます姿勢が悪くなるという悪循環になりがちです。そのため，ここでは肩や背中に特に注目します。

　★肩

①両腕をまっすぐおろす。指先にじんわりと血が溜まっていく感覚を感じることもできるはずです。

②両肩を5～10秒程度ぎゅーっと上にあげて，肩や肩甲骨周りの筋肉のハリや緊張を感じてみましょう。

③力を抜いてすとーんと下におろす。その反動で肩周りの筋肉の緊張が緩むのを味わってみましょう。

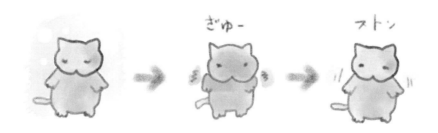

★背中

①掌を握り，腕は折りたたんで肩に近づけましょう。

②ぐーっと腕を外に広げて，胸を張って，肩甲骨を背骨の中心に引きつけましょう。

③ふっと一気に力を抜く。同じ姿勢で固まっていた筋肉がじんわりと伸びる感覚を味わってみましょう。

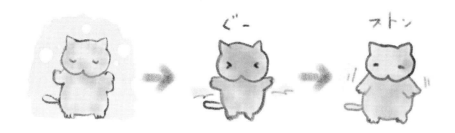

> **まとめ**
>
> ● 周囲の期待で動きすぎず，自分の本音も大事にしてストレスを溜めない
>
> ● 溜まったストレスはマインドフルを活用して発散させる

第**9**章 | ストレスを溜めない
コミュニケーション術

ストレスを溜めない対人関係

　ここまでは，日常生活をマインドフルに過ごすことでストレスの
軽減を目指してきましたが，私たちの生活で最もストレスのかかり
やすいものは，やはり対人関係ですよね。

　ダイエットに限ったコミュニケーションを見ても，「ご飯残すな
んて珍しいね，ダイエット？　続かなそう（笑）」「ダイエットして
るんじゃなかったの？　結構食べてるけど」などと心無い言葉を投
げかけられたり，「私の作ったご飯を残すなんて，まずいってこと？」
「もっとご飯を食べないとだめだよ」などと身近な人からいろいろ
と指摘されることがありませんか。せっかくマインドフルに食べて
いても，言いたいことを我慢して泣き寝入りしたり，逆に喧嘩になっ
てストレス食いをしたのでは本末転倒です。これまで呼吸や食事な
どに注意を向けてきましたが，この章ではコミュニケーションに注
意を向けてみましょう。

■ 日常のコミュニケーションは無意識に反射でしている

　歩いたり食べたりするのと同じくらい，当たり前なので私たちは，
わざわざコミュニケーションに注意は向けません。

　例えば，「ご飯残すなんて珍しいね，ダイエット？　続かなそう
（笑）」と言われた時に皆さんだったらどのように言葉を返すでしょ
うか。「今までダイエットに何回も失敗しているからしょうがない
よな」と思って，笑って誤魔化す人や，「馬鹿にされている」と思っ

て，怒る人もいるでしょう。

　こういう反応は，どう感じているかじっくり考えてから返事をするのではなく，数秒で反射的にしています。このコミュニケーションの反応は大きく「受身的」「攻撃的」「アサーティブ」の３つに分かれます。

■ コミュニケーションは「受身的」「攻撃的」「アサーティブ」の３つ

　「受身的」なコミュニケーションを取りやすい人は，自分より相手の気持ちを尊重するので，喧嘩になりにくく，平穏に生活しやすいメリットがありますが，自分を殺して相手に合わせているので，泣き寝入りになりやすく，不満が溜まりやすいデメリットもあります。

　「攻撃的」なコミュニケーションは，相手より自分の気持ちを尊重するので，自分の意見が通りやすかったり，言いたいことが言えるというメリットがありますが，相手の気持ちを考えないと，周りの人たちからの信頼感が減っていき，最終的には孤立しやすくなるデメリットもあります。

　「アサーティブ」というのはその中間で，相手も，自分も大切にする自己表現を心がけることです。自分の気持ちをその場にふさわしい方法で表現することを「アサーション」と言います。「アサーション」は一時期流行っていたので，皆さんも聞いたことがあるかもしれません。

■ 日本人がいきなり「アサーション」をしてもうまくいかない

　アサーションは，元々自己主張をする文化のあるアメリカで発祥したものです。それを「事なかれ主義」「空気を読む」「長い物には巻かれよ」などという表現に代表される「受身的」なコミュニケーションが得意な日本で実践しようとすると，普段，自己主張をすることに慣れていないため，「アサーション」というよりは「攻撃的」なコミュニケーションになってしまい，「自己主張するとやはりうまくいかない。アサーションなんてやめよう」と自己主張を余計に

控えてしまいます。

　大切なのは自分に自己主張する権利があるのと同様，相手にも自己主張する権利があることを認めることであり，ただ自己主張すれば良いというわけではありません。対人関係においてストレスを軽減し，食べ過ぎを抑えるためにも，「泣き寝入り」の受身的なコミュニケーションでもなく，「言いっぱなし」の攻撃的なコミュニケーションでもない，相手も自分も尊重しつつ自己主張をすることが大切です。

■ 日本は練習無しで社会でいきなり良いコミュニケーションを求められる

　コミュニケーションが大切なことはわかっているのに，日本ではコミュニケーションの教育を受ける機会はほぼありませんよね。英語や，パソコン，水泳，習字などは学校で教育されるのに，生きる上で必須のスキルであるコミュニケーションの教育機会がないのは不思議です。それまで教わってきていないのに社会人になると突然「報連相（報告連絡相談）」を求められるので大変です。

　「コミュ力」に自信のない人は「アサーションなんか無理」と感じていると思いますが，今述べている「コミュニケーション」というのは，仲間内で冗談を言って笑わせたり，和ませたりするような「雑談力」ではなく，意見や利害がぶつかり合うような場面でも自分や相手を尊重しながら自己主張する力のことで，これは練習で培っていくものです。

　現代は子どもたちも携帯を持ちグループ LINE や SNS に参加しなければクラスメイトについていけないことも多い過酷なもので，そこで生き抜くコミュニケーションは学んでいけるかもしれませんが，アサーティブな自己主張する力を独学で獲得するのはほとんど不可能です。今まで練習していないのだから，できなくて当然。逆に言えば練習すれば誰でもある程度できるようになるんです。

■ ストレスを溜めないコミュニケーションを練習しよう

　この不慣れなコミュニケーションを上達させることにもマインド
フルを応用することができます。これは対人関係療法，アサーショ
ンなどのいろいろな心理療法を元に，アレンジを加えたストレスを
溜めないコミュニケーション術です。これまで食事で練習してきた
ように，無意識かつ反射的に行っている普段のコミュニケーション
に注意を向けてゆっくり一つ一つ確認していきましょう。これはス
ローモーションで行う空手の組み手の練習に少し似ています。あえ
てゆっくりと攻撃と防御をすることで，技の型が身についているか
を確認できるのです。それでは一緒にコミュニケーションの型を確
認していきましょう。

コミュニケーションのキャッチボール

■ STEP1：相手が話を聴く準備ができているかを確認する

　　まず大事なのは話す内容より，相手が話を聴く準備ができているかの確認です。

　　会話はキャッチボールと言いますが，相手がこっちを向いていないのにボールを投げたら，ボールが相手に当たって喧嘩になりますよね。「話を聞いてほしい」という気持ちが強すぎて，相手の準備ができていないのに話しかけてしまうのが良くあるパターンです。疲れて帰ってきて，まずは一息つきたいと思っている相手に対していきなり話しかけても，嫌がられたり，上の空で聞かれてしまいます。こちらが「話を聞いてほしい」と主張する権利があるのと同様，相手も「今は話を聞きたくない」と主張する権利があります。相手の権利も尊重して，「○○について話を聞いてほしいんだけど，今30分くらい時間もらえるかな？　もし難しかったら今週末頃までに話せると嬉しいな」などと，まず，話を聞いてくれるかを確認しましょう。

　　「えっ，こんな面倒くさいことをしないといけないの？」と思いますよね。もちろん毎回この確認をしていたら，1日が48時間あっても足りません。マインドフルダイエットの時にいつもマインドフルに食事をしないといけないわけではないのと同様に，これは大事な時だけで十分です。

　　相手の聴く準備ができていない時はどうしましょう。話を聞けない時はたいてい気持ちに余裕がありません。まずは相手の余裕のなさの事情をこちらが聞くところからはじめましょう。特に喧嘩中は，こちらも余裕がなくなり，とにかく自己主張をしたくなりますが，相手は話を聞く準備ができていないので，せっかくの気持ちは伝わりません。自分が分かってほしいと強く思っている時は，相手もそう思っています。「どうして怒っているの？　教えてほしいな」「こういうことが嫌だったのかな」とまずはこちらが相手を理解しようとする態度が相手を安心させ，こちらの話を聞く準備にもつながり

ます。つまり，まずは相手の話を聞くことが，結果的に一番自分の
気持ちが伝わることになるのです。

　ちなみに，アサーションはフェアプレイでコミュニケーションに
応じてくれる時にするものです。つまり，暴言や暴力，ハラスメン
トなどには不向きです。サッカーで相手がボールを手でつかんだり，
タックルしてきたのでは試合になりません。コミュニケーションも
暴言や暴力などをしないというルールの前提でないと成り立たない
のです。暴言暴力などがある難しい状況にいる人は，すぐに専門家
に相談を。

STEP1 : 相手が話を聞く準備ができているか確認

・ボールを投げる前に相手の準備ができているか確認
・できていなければ，まずこちらが話を聞く

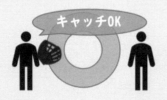
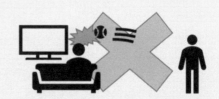

■ STEP2：言いたいことを一つに絞る

相手の話を聞く準備ができたら，ここでもキャッチボールを意識して，たくさんあるボール（伝えたい内容）から一番伝えたいものを選びます。同時に2つも3つもボールを投げてしまったら相手は受け取れません。

STEP2：言いたいことを1つに絞る

・投げるボールは1つに絞る
・2つ以上同時に投げても相手は受け取れない

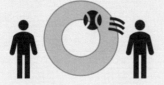
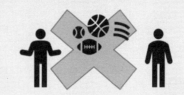

■ STEP3：相手が受け取りやすいボールを投げる

　　　　ボールを選んだら，相手が受け取りやすいように次の３つを心掛けて投げましょう。

①「you メッセージ」ではなく「I メッセージ」で伝える

　　　　伝えたいことは「私」を主語にして伝えます。これを「I（アイ）メッセージ」と言います。家族が家事をしてくれなくて不満な時に，「あなたは家事をしてくれない」と主語を「あなた（you）」にしてしまうと，相手は責められていると感じます。これを「（私は）この部屋に掃除機をかけてもらえると嬉しい」と「私（I）」を主語にすると抵抗なく伝わります。

②抽象的な言葉でなく，短く具体的に伝える

　　　　「短く具体的」にストレートに伝えることも大切です。「家事」と意味の広い抽象的な言葉を使ってしまうと，「家事をしていないことはない。ごみ捨てはしているだろう」などと議論がそれてしまいます。「この部屋に掃除機をかけてほしい」「今干してある洗濯物をたたんでほしい」など，具体的であればあるほど相手に伝わりやすく，受け入れてもらいやすくなります。

③否定・禁止文ではなく肯定文を使う

　　　　否定文よりストレートな肯定文の方が伝わります。否定・禁止文は，実は意味が曖昧で伝わりません。例えば，「休みの日にゴロゴロしてばっかりいないで」と言うと，「ゴロゴロするな」ということは伝わっても，どうして欲しいのかは伝わりません。「ゴルフをする」「子どもと公園で遊ぶ」「夕飯を作る」など「ゴロゴロする」以外の行動は無数にあるからです。「ゴロゴロしないで」いうのは本当の要望ではなく，「休みの日には，夫婦で外出したい」「休みの日には，１時間でも子どもと遊んで欲しい」など，ゴロゴロする代わりにして欲しいことがあるはずなので，それをストレートにシンプルに伝えましょう。本当の要望が叶えば，相手がゴロゴロしてよ

うがしていまいが気にならないのが人間です。否定文は必ず肯定文に言い換えられるので，損をしない伝え方をしましょう。

STEP3：相手が受け取りやすいボールを投げる

- 「I」メッセージで
- 短く具体的に
- 肯定文で伝える

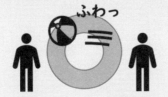

伝わらない投げ方

　ボールを投げる振り（非言語的コミュニケーション）をしてみたり，変化球（嫌味や婉曲表現，否定文・禁止文）を投げてしまうと相手には伝わらなくなってしまいます。非言語的コミュニケーションとは，沈黙したり，ため息をついたり，ドアを強く締めたりと，身振りや態度で伝えようとするものです。沈黙やため息では，悲しいのか怒っているのか，うまく伝わらずに誤解が生じやすいだけでなく，何に怒っているのか，どうして欲しかったのかなどの重要な情報は相手には全く伝わりません。

　伝わりにくい婉曲表現の代表は，過去の出来事の引用です。夫婦喧嘩が白熱すると，「子どもが小さい時，家事を手伝ってくれなかった」「昔，飲み会で朝帰りした」などと現在の喧嘩とは直接関係がない過去のことをお互いに話し出すことがあります。言われた相手

は「変えられない過去のことで責められている」と感じ，「過去の
ことを言っても今更どうしようもないだろ」と自己弁護を始めるの
で，喧嘩が悪化します。

　過去の引用をする時は大抵，相手を責める意図よりも，「昔のこ
とを思い出すくらい今つらいのだ」と伝えたい時です。例えば，「残
業が多くて，夫婦の時間が少なくて寂しい」つまり「私は今寂しい」
というのが伝えたいことならストレートにそう伝えましょう。昔の
寂しく感じたことを引用しても，間接的すぎて残念ながら相手には
伝わりません。

　親子喧嘩も同じことが起きます。「お母さんにあの時あのように
言われたことがつらかった」「お父さんにあの時反対されて嫌だっ
た」などと子どもが昔のことを話している時は大抵，「昔のことを
どうしても思い出してしまって，今つらいことを分かってほしい」
というのが本音です。しかし，親には「育て方を咎められている」
と伝わるので，「そんなつもりはなかった」「あなたのことを思って
やっていた」と親は自分を正当化します。

　喧嘩の火種にならないように，変化球ではなく，今の気持ちをス
トレートに伝えましょう。

■ STEP4：相手に伝わったかを確認する

ボールを投げた後は，相手がキャッチしたことを確認します。実際のキャッチボールは投げたボールが相手にキャッチされたかどうかを目で確認できますが，言葉のキャッチボールは目では確認できません。伝えたつもりでも，相手は途中から聞けていないかもしれません，こちらが変化球を投げていて，キャッチし損なっているかもしれません。そのため，「私の話ってどんなふうに伝わった？」「私の話を聞いて感じたことを教えてもらえると嬉しいな」というように，相手からボールを返してもらって，伝わり方を確認します。伝わっていないのに次のボールを投げても相手は受け取れません。ボールを投げっぱなしで，伝えたつもりになってしまうのはエラーの元です。

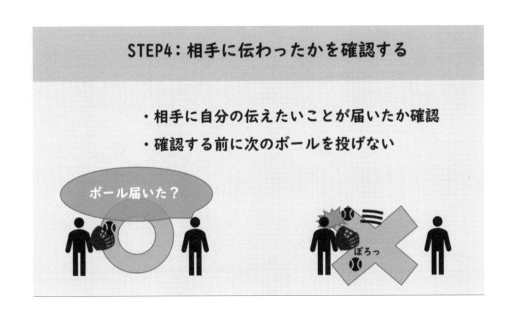

■ 話していて嫌な気持ちになったら，
　反撃したり話を打ち切る前に相手の気持ちを確認

　　　ボールの投げ方の次は，ボールの受け取り方です。食べ方やボールの投げ方にも"くせ"がついていたように，ボールの受け取り方にも必ず"くせ"があります。受け方でよく見られるくせは，相手の話をネガティブに捉えすぎることです。例えば，上司や教師に「ちょっといいかな」と呼び出されたら，褒められるよりは怒られると思うでしょう。これは，悪い予想をした方がリスクに備えられたり，良いことを予想していたのに，実際は悪いことが起きた時のギャップでがっかりしないで済む，などのメリットがあるので，生活の知恵としてくせがついているのです。ただ，このくせは喧嘩の時は状況を悪化させます。

　　相手に責める意図がないのに，ネガティブに捉えすぎてしまうと，反撃したくなったり，話を打ち切りたくなったりします。例えば，「ゴロゴロしないで！」と怒られた時に，「私のことが嫌いなんだ」「自分を追い詰めようとしている」などとネガティブに捉えてしまうと，「ゴロゴロなんかしてない」「じゃあ，外に行ってくる」などとやり返したり，話を打ち切ろうとしてしまいます。親や配偶者，恋人などの関係が近い人たちが怒っている時の多くは，困っている時なのです。あなたに伝えたいことがあるだけで，悪意で攻撃しているのではありません。

　　もちろん悪意がある時もあると思いますが，そうだとしても怒り返す前に，「この人は自分を傷つけようとして言っているのかな？それとも他の意図があるのかな？」と，心の中で間を置いて，「何か困っているなら話を聞かせてほしいな」と事情や気持ちを聞き出し，相手の言動がやはり理不尽なものであると確認できたら，注意するなり言い返せばよいのです。こんなに理想的にはいきませんが，話をしていて嫌な気持ちになったら，まず相手の気持ちを確認することを思い出しましょう。

■ コミュニケーションの目的は大事な人と仲良くやっていくこと

　　食事の時にマインドレスになってしまうと，お金のために食べたり，本来の目的を忘れてしまいます。コミュニケーションも白熱してマインドレスになってしまうと，本来の目的を忘れて，議論で相手に勝つことが目的になってしまいます。

　　身近な人が傷ついて，自分が議論に勝つことが本当の望みではないですよね。自分が勝ってしまえば，相手は負けています。裁判でなければコミュニケーションは勝負ではなく，相手と自分が分かりあって，幸せに仲良く過ごしていくことが本来の目的です。白熱してくると自分の主張を通すことに気を取られ過ぎてしまいますが，そんな時こそ，マインドフルにコミュニケーションを見つめてみましょう。

まとめ

- キャッチボールを意識して，丁寧にコミュニケーションを取ればストレスが減る

コミュニケーションのキャッチボール

STEP1：相手が話を聞く準備ができているかを確認する

・ボールを投げる前に相手の準備ができているか確認
・できていなければ，まずこちらが話を聞く

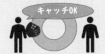
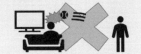

STEP2：言いたいことを1つに絞る

・投げるボールは1つに絞る
・2つ以上同時に投げても相手は受け取れない

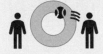
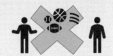

STEP3：相手が受け取りやすいボールを投げる

・「I」メッセージで
・短く具体的に
・肯定文で伝える

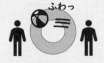
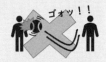

STEP4：相手に伝わったかを確認する

・相手に自分の伝えたいことが届いたかを確認する
・確認する前に次のボールを投げない

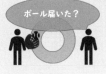
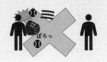

第 **10** 章 | ストレスを溜めない睡眠術

良質な睡眠を取ろう

　ストレスを溜めないためには睡眠も大切です。短時間睡眠は体重増加と相関があるので，ダイエットの観点からも重要です。エジソンが電球を開発したことで，人類は豊かになりましたが，夜に明るくなってしまったため活動時間が増えてしまい，睡眠や休息の時間が減ったことを「エジソンの呪い」と呼びます。そんな現代社会でうまく寝るためのコツを紹介していきます。

■ 鉄則 I ：眠たくなったら寝る（遅寝にする）

　睡眠をしっかり取ろうとすると，大抵，早寝早起きをしようとしますが，これが落とし穴です。眠くないのに早くベッドに入ると，寝付くまでに時間がかかります。そうすると，「明日は仕事が終わるか不安だな……」「今日はなんであんな失敗をしてしまったんだろう」などと未来の不安や，過去の後悔について考え始めてしまい，不安や緊張感が強まります。古来から人間は，動物に襲われるなどの危険を避けるために，不安や緊張感がある時は寝ないようになっているので，ますます目が冴えてしまいます。こうなると段々と，「今日は寝れないんじゃないか……」「明日の用事に差し障るから，早く寝ないといけないのに……」と考え始め，眠らないといけないというプレッシャーで余計に緊張し，ますます眠れなくなっていく悪循環に陥ります。

　そのため，眠くなるまでベッドには入らず（遅寝），夜は自分な

りのリラックス方法でのんびりと過ごし，眠くて眠くてベッドに入ったらすぐに寝てしまいそうと思うまで，寝る力を溜めるのがベストです。こうして寝る力を溜めて睡眠時間を圧縮すると，その分，深く質の高い睡眠が得られます。

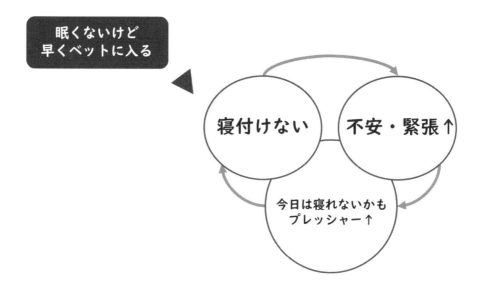

■ 鉄則Ⅱ：起床時間は一定にして早起き。昼寝は15時より前で30分以内

　この話をすると、「眠くなるまで起きていたら朝になっちゃうよ」という人もいますが、それはそれで良いのです。寝れなくて朝になったらそのまま早起きしましょう。遅寝とセットで、「朝は7時に起きる」など起床時間を一定にして早起きすることが大切です。早起きをしないと、昼夜逆転してしまいます。

　加えて、昼寝をするなら15時より前の30分以内にすれば、夜には2日分の寝る力が溜まっているので、寝れなかった次の日には眠れるはずです。

　この方法だと、眠れなかった日は、パフォーマンスが下がって、思う通りにいかないのでヤキモキするでしょう。しかし、人間は機械ではないので、一定のパフォーマンスを出し続けることはできなくて当然。プロのスポーツ選手でも毎回同じパフォーマンスを出せる人はいません。

　それなのにパフォーマンスを下げないために睡眠時間にこだわったり、毎日無理に寝ようとしてプレッシャーをかけると、余計に寝れず、逆にパフォーマンスが下がります。睡眠時間は6時間が良いとか8時間が良いとかいろいろな情報が出回っていますが、人間はロボットではないので、「今日は8時間寝よう」と決めても、その通りにはなりません。パフォーマンスが出せない日があることも自然なこととして良い意味で諦め、睡眠時間にとらわれず、眠い時に寝るという心構えが逆に良い睡眠を呼び込みます。

　また、眠いのになぜか寝付きにくい時は、以前紹介したマインドフルネス呼吸瞑想をしてみましょう。将来の不安や、過去の後悔ではなく、今この瞬間のベッドで横になっている心地良さに注意を向けていくことで、自然な眠りに誘われていきます。

遅寝・早起きで睡眠を圧縮して
深い睡眠を

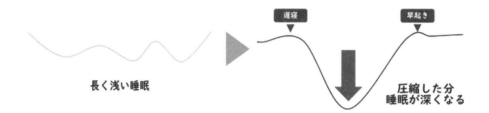

長く浅い睡眠

遅寝

早起き

圧縮した分
睡眠が深くなる

■ 鉄則Ⅲ：18時頃から心身の緊張を緩めてベッドへ入る準備を

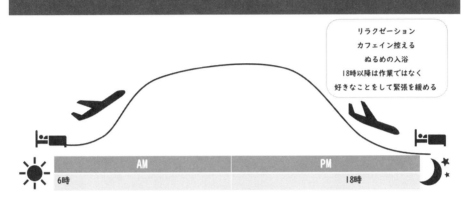

18時頃から心身の緊張を緩めて
ベッドへ入る準備を

リラクゼーション
カフェイン控える
ぬるめの入浴
18時以降は作業ではなく
好きなことをして緊張を緩める

AM　PM
6時　18時

　飛行機が急には着陸できないように，脳も急には眠れません。飛行機が徐々に高度を下げていくのと同じように，18時を過ぎたら，心身の緊張を緩めて，ベッドに入っていく状態を作っていきます。そのためには，紹介したリラクゼーションをしてみたり，18時以降はカフェインを控えたり，就寝予定の2時間前にぬるめの温度で入浴をして，緊張を緩めます。アルコールは入眠を促しますが，睡眠の質を下げるので，寝酒は睡眠には逆効果。また，仕事などの緊張を伴う作業は睡眠の妨げになるので，18時以降はなるべく避けて，作業は日中にするなどメリハリをつけます。毎日残業で夜の0時に帰宅しているような人は大抵不眠です。直前まで緊張しているのに，家に帰ったらすぐに切り替えて寝ようというのは，人間には離れ業。脳はそんなに器用ではないのです。定時で帰宅し，自宅でしっかりと脳をクールダウンさせて入眠の準備をしましょう。私は産業医もしているため，そのような人間的な働き方を許容しない職場がたくさんあることも知っていますが，そのような職場ほど，身と心を削って会社に尽くしても，体調を崩すと感謝するどころか，

あっさりと切り捨てることがあります。自分の心と体にマインドフルになり，自分のために今の仕事の状況がふさわしいかを見直してみて下さい。

まとめ

- 眠たくなった時に寝る
- 起きる時間は一定にする
- 夕方から心身の緊張を緩めていく

第11章 大正時代より受け継がれる「生活の知恵」

マインドフルネスは日本の禅からヒントを得て，1979年に西洋で開発された精神療法ですが，日本には大正時代にすでに，マインドフルネスに近い考え方の精神療法が開発されていました。それを森田療法と言います。今から約100年前に開発されたにもかかわらず，人間の無理のない生き方についての核心をついているので，現代にも役立つ知恵で溢れています。ストレスを減らし，無理なく，味わって痩せていくというこの本に通じるものがあるので，森田療法の有用な考え方をいくつかご紹介します。

■ 円環論（えんかんろん）

森田療法の一つの考え方に，「円環論」があります。円環論の反対は「原因結果論」です。

私たちの生活に馴染んでいるのは原因結果論の方で，結果には必ず原因があると考えるため，何か起こると原因を突き止めようとします。科学や医学の発展には有効ですが，現実の生活は必ずしも原因と結果が一対一で対応しているわけではありません。仕事でAさんがミスをした時に，「Aさんが気を付けていなかったからだ」と原因を一つに特定して，「次から気を付けるように」とだけ告げても，同じミスが続くなら，原因を決めずに，何が起こっているのか，全体の状況を確認するとうまくいくことがあります。

Aさんは確かに不注意ではありましたが，上司からたくさんの仕事を任されていて，連日残業が重なり，睡眠不足になっていたので，無理もありませんでした。ただ，上司の管理不足を原因として，

上司を悪者にしてしまったら同じことです。上司は上司でＡさん
を含めた部下たちの仕事のカバーで余裕がなく，仕事全体の把握が
難しくなっていたのかもしれません。つまり，「上司に余裕がない
→部下の仕事量に気を遣えない→部下にミスが増える→上司にます
ます余裕がなくなる」というように悪循環になっていることが分か
ります。

　これは「鶏が先か，卵が先か」と同じで，上司と部下のどっちが
先に原因を作ったのかを問い詰めても意味がありません。悪循環を
把握して，悪循環から脱する策を考えることが大切です。

　例えば，商品番号がAZTEP0014の商品とAZTMT0014の商品
があったとして，その番号を目視だけで区別して分類するような仕
事は，人間の注意力では完全にミスを防げません。人間の能力を過
信せず，バーコードを読み取らせるようにしたり，商品番号を読み
間違えにくいものに変えるなど，ミスを防ぐシステムを整えましょう。

　今回の例えは分かりやす過ぎますが，原因探しで煮詰まった時は，
視点を変えて，円環論でミスが起きやすいシステムによる悪循環を
探してみると，無駄にイライラせず，過食も減ります。

■ 両面観（りょうめんかん）

　難しい言葉に聞こえますが，何事にも光と影，表があれば裏もあ
るという考え方です。

　私たちは大切なものをなくして悲しくなったり，将来のことを不
安に思ったりします。そんなネガティブな感情，不快な気持ちが一
切なくなったら良いのにと思ったことがあるかもしれません。確か
に私もそれらがなくなったら，人生がどんなに楽になることかと思
います。

　しかし，悲しみや不安にはネガティブな側面しかないのでしょう
か。試しに全く悲しまず，不安にならない人を思い浮かべてみましょ
う。その人は，どれだけ大事な人を失っても，全く泣くこともなく，
落ちたら死んでしまうような崖に立っても不安にはなりません。も
うお分かりかと思いますが，「悲しみ」や「不安」といったネガティ

ブな感情にも意味があります。悲しいという気持ちがあるから，大事なものを失わないように気を付け，大事なものに感謝することができます。不安だから，危ないところに近付かないように気をつけ，将来の危険に備えることができます。影があれば反対側には光があるのです。

　この本を手にとってくれているのも，不安だからかもしれません。その不安の裏側には，長く健康に生き，人生を楽しみたいという気持ちや，見た目をよくしたいといった希望があります。人間の欲求と恐怖や不安は，コインの表裏で，切っても切り離せないものです。どちらもなくなることはありません。

■ 自然論：不快感や苦痛も一定ではない。そして人生に欠くべからざる存在である

　自然には逆らわない，服従する。そのまま，あるがままにあるという考え方です。あるがままというと難しそうで少し怪しい感じもしますが，なるべく不自然なことはしないというくらいのイメージです。

　食欲は人間に備わった自然な感覚であり，それに逆らって食事制限をすると，反動で余計に食べてしまう，この考え方はすでにこれまでも紹介してきました。また，両面観で説明したように，不快な感情や感覚にも意味があり，それを完全になくそうとしたり，すぐに消そうとしたりすることも不自然なことです。

　「悲しいとかの感情はまだしも，不快感なんてない方が良いに決まっている」と思われるかもしれません。しかし，空腹感も人間には大切です。全く感じなければ私たちは食べることを忘れて痩せて死んでしまうでしょう。生きるために食べようとしても，お腹が空いていないので，何を食べても美味しいと感じられず，食事が苦行になります。空腹感があるから，私たちは食べ物を美味しいと感じ，感謝するのです。空腹は最高のスパイスと言いますが，空腹感にも多くの意味があるのです。

　他の不快な感覚，例えば「退屈感」や「孤独」ではどうでしょうか。退屈だと感じなければ何か他のことをやってみようとは思わな

いはずです．孤独を感じなければ人とかかわることもなく，そこから喜びを得ることもありません。退屈で孤独だからこそ，私たちは人生をより豊かな，感動に満ちたものにすることができるのです。

　悲しみや孤独なども人生の醍醐味として愛することができれば，文字通り「酸いも甘いも」噛み分ける深みのある人物と人の目に映ることでしょう。

　お腹が空くのが許せないからと無理に大盛りで食べたり，暇や孤独で口さみしいからと何となく食べたりと，不快感を短絡的な方法で過剰に排除し続けていると，そのしわ寄せは体重や健康に現れてしまいます。

まとめ

- 原因結果に縛られ過ぎず，円環を意識する

- どんなことも表があれば裏がある

- 自然に逆らわず，そのままにする

森田療法とマインドフルネス

　マインドフルネスは「意図的に，価値判断をすることなく，今この瞬間に注意を向けること」というものでした。森田療法でも不快感や苦痛，不安を「ありのまま」に受け止めるので，なんとなく似ています。森田療法とマインドフルネスがどう違うのかは，専門家の中でも諸説あり，学問的な答えは出ていません。ただ，どこが違うのだろう？　と疑問に思う人もいるでしょうから，私の個人的な感覚をお話しします。

　マインドフルネスでは不快感や苦痛，不安に対して注意を向けてみる実践ですが，ここでいう「注意」とは，それらに全集中して支配されてしまうのではなく，ただ「気付く」ということを目的とします。一方，不快感，苦痛，不安に対して積極的に注意を向けることを促さないのは森田療法の特徴ではないかと思います。森田療法では，ただ事実を見つめて，『自然に』『結果的に』気付いたことを大切にするような印象です。

　森田療法では，「練習のための練習はしない」という言葉があります。精神統一や腹式呼吸という練習方法で，楽になることにこだわるのではなく，自分の望んでいることのために行動し，その体験を感じることを大切にしています。森田療法の視点でみると，不安や苦痛をコントロールせず「ありのまま」受け止めるために，瞑想といった手段でコントロールしようとするマインドフルネスは「練習のための練習」に見えるかもしれません。

　確かに，生活を豊かにするために始めたマインドフルネスのはずが，マインドフルネスを極めることに時間を費やすようになってしまっていると目的と手段が逆転していることになります。そのように囚われすぎていなければ，マインドフルネスを通して新しい気づきを得ることは有用だと思います。これはどちらが正しいかというよりは，その人にどれだけ合っているかであり，それに正解はありません。本番を意識した実践的な練習が必要な人もいるでしょうし，そのような練習をするための筋トレが練習のための練習として必要な人もいます。

　それぞれの精神療法に利点があるのですが，今回のダイエットに限ったことでいえば，マインドフルイーティングでの，能動的，積極的に食事へ注意を向けるという方法がより分かりやすく，満足感が得やすいのではないかと考えています。

エピローグ

（授業が終了して数カ月後……）

でぶねこ・でぶざらし 🐱 👻 「先生久しぶりです」

Dr Neco 😺 「でぶねこ君，でぶざらしさん，久しぶりですね。
私の授業を最後まで真面目に聞いてくれてありがとうございま
す。あれからもマインドフルイーティングは少しは役に立って
いますか？　二人共少し体がシュっとしてきたんじゃないです
か？」

でぶざらし 👻 「やっぱり？　電車で隣の席に人が座ってくるよ
うになってきて，狭いったらありゃしないの」

でぶねこ 🐱 「僕もちょっと体が軽くなってきました。いつも
マインドフルに食べられるわけではないけど，美味しそうな時は
丁寧に食べてみたり，美味しくないところは残したり，お腹いっ
ぱいなら途中でもご飯を切り上げる，っていうのをまったりと続
けています。無理しなくて良いのと，日常の生活の延長として続
けられるので，自然と体重が減ってます」

Dr Neco 😺 「"続けられる"ことが，ダイエットでは肝心です
からね」

でぶねこ 🐱 「ダイエットをするには我慢や忍耐，精神力がな

171

いとダメだと思ってたんですけど，そうじゃなくて逆に頑張らないから痩せられる方法もあったんですね。食事だけでなくて，仕事や家庭でもあまり無理をせず，自然体で，やれることだけやっていけるようになったので，少し気持ちも楽になった気がします」

でぶざらし 😊「私は，頑張らないのは元々得意だったからやりやすかったです！　無理しない方が肌ツヤもいいみたい」

Dr Neco 😺「そうですね。そうやって頑張らない時間があるから，いざという時に頑張ることもできるのであって，仕事も家庭もダイエットもと，全部頑張っていたら，疲れちゃいますよね」

でぶねこ 😺「余裕や脱力も大切なんですね。まあでも，頭では理解してても，つい頑張り過ぎちゃうんですけど」

Dr Neco 😺「それもまたでぶねこ君らしさですからね。「脱力しないといけないんだ」と，良い悪いで自分を追い込むよりも，「今，緊張しているな」「力が入っているな」「脱力できてないと責めいているな」と，そのままの自分に気付いてあげると自然とバランスが取れてくると思いますよ」

でぶざらし 😊「善し悪しは置いておいた方が逆によかったりするんですね」

Dr Neco 😺「そういうことです」

でぶねこ 😺「ありのまま，ですね。たしかに等身大の自分はいたって平凡でたいしたことはできないかもしれないけど，その時その時にできることを自分なりにやっていくのも悪くないかもな，と最近思うようになりました。ありのままの自分に満足できない気持ちを，食事にぶつけていたのかも。ぷよぷよした体は気に入らなかったけど，今思えば一緒に戦ってくれた友達のような，

どこか愛しい，懐かしいやつ……です」

Dr Neco　「体は，『そんなに食べちゃうと体に悪いよ』と悲鳴を上げつつ，そんなでぶねこ君のやり場のない苦しみを引き受けてくれていたのかもしれないですね」

でぶねこ　「当時は食べ過ぎる以外の方法を知らなくて，『食べ過ぎる』しかなかった気がする。食べ過ぎることで何とか生活を回せていたのかもしれない……。そりゃ前の食事スタイルに戻りたくないし，体にも悪かっただろうから後悔しちゃう部分もゼロじゃないけど，何が正解かも分からないし，攻略本がある訳でもないし。こうやって回り道して，納得できなかったり，後悔したり，するのが自分なのかなって」

Dr Neco　「無理して良いことを言おうとしてないですか？（笑）」

でぶざらし　「絶対良い感じで終わらせそうとしてるよね（笑）」

でぶねこ　「たまには格好つけさせてよ（笑）。先生のダイエットの授業は終わっちゃったけど，悩みは尽きないから，先生には引き続きお世話になります。よろしくお願いします」

でぶざらし　「私もたまになら来ようかな。痩せたら痩せたでやっかみとか嫉妬とかで大変なのよね。勝手に外見を批評されて迷惑ったらありゃあしない」

Dr Neco　「こちらこそ，お二人の頑張る姿に元気をもらっているので，またお話に来てくださいね」

　肥満症に対して，短期的な減量効果を認める方法はたくさんありますが，現在のところ長期的にリバウンドなく治療できる方法はあ

りません。マインドフルネス的な介入においても，効果を検証している段階のため，今後の研究結果が待たれます。

　これほど世の中で痩せるための方法が研究されていても，いまだに長期的な結果を示せていないということは，痩せるということが，それほど人間にとって難しいテーマだということを示していると思います。失敗して当然の難題なわけですから，これまでダイエットに挫折してきた人も，自分を責めないでくださいね。

　幸い私は，大した努力も要さず，今もリバウンドせずに過ごせています。それは，自分の生活スタイルは変えずに，普段の生活や食事に対する心構えを少しだけ変えるという方法が，自分には合っていたからだと思います。

　何かがうまくいかないと，私たちはつい自分の努力不足と考えやすいものです。しかし，自分の精神力や忍耐力の問題というよりは，その方法が合っているか，合っていないかという問題であることが意外と多いと思います。肥満の人はむしろ普段，食事以外のこと（仕事など）に関して，精神力や忍耐力が強すぎて，我慢しすぎたり，頑張りすぎてストレスを溜めている人が多いのではないでしょうか。世のダイエットがあまりにも制限や努力，根性などの方法論に偏っていることも考え，私のように頑張らない方が逆にうまくいくこともあると，皆さんに伝えたく，今回この本を執筆しました。

　肥満の治療がこれほど難しい理由は何でしょうか。一つには，「単純な一つの原因があって，結果肥満になる」のではなく，「今までのライフスタイルの行き詰まり」の結果が肥満という形として現れてくるからだと考えます。それはちょうど，山間から多くの支流が合流して，一つの大きな川となるさまに似ているかもしれません。麓の人間は川の下流だけを見ていて，それぞれの源流の風景がどのようであるかに思いを馳せることはなかなかないものです。同様に，ライフスタイルの行き詰まった過程は，きっと人それぞれなのでしょう。出世を目指し続ける仕事の仕方かもしれませんし，親や配偶者，恋人との気持ちのすれ違いかもしれませんし，大切な何かをなくしてしまったことかもしれません。

　もし，何かそのような根本的な悩みや難しさを抱えていらっしゃ

るならば，マインドフルネスに触れて自分を癒したり，私たち，精神科医や心理士にもご相談いただければと思います。皆さんの健やかな日々を祈っています。

おわりに
―大切な人へこそ贈りたい，マインドフルネス―

　家族やパートナー，大切な友人と喧嘩している時は，食事をとっても美味しいと感じられない経験をされた方は少なくないでしょう。まるで色褪せた世界で味のないものを食べているかのように。心の状態は私たちの感覚にも深い影響を及ぼします。

　私自身は誰かとの喧嘩中に食事の時間が来ても，食べずに先に喧嘩を終わしてから食べるようにしています。そうでないとせっかくの食事が無駄になってしまいます。

　山市医師と同じ様にダイエットに悩んでいる方に，この本の内容を少しでも身近に感じてもらい，興味をもって読み進めてもらえるように，山市医師の体験談を中心にこの本を構成することを二人で決めました。そして，マインドフルネス・ダイエット以外の医学的な知識や，私たちが日ごろ役立てている知恵を盛り込みました。

　人生は苦難に満ちています。苦難を乗り越えていくためにも，食べ物を美味しく味わって食べて幸福感を感じる時間がとても大切だと感じています。味覚を感じ分けられる私たちの能力や，各々の食物が持つ様々な味は，私たちに与えられた偉大なギフトと言えるのではないでしょうか。そして限られた生命の時間の中で，私たちはあと何回，それらのギフトがもたらす幸福な感覚を享受できるのでしょうか？

　私自身は，幼少期には痩せていて胃腸が弱く，食事中にすぐに満腹になってしまったり，特定の食材への過敏性が強かったりしたので，食事をとることが苦痛でした。今はもう苦痛ではなくなったものの，過敏性や胃腸の弱さは残っていて，油分を取りすぎれば嘔吐し，炭水化物を取りすぎれば怠くなり，お酒を飲めば風邪を引き，発癌性のある人工甘味料を摂取すれば胃が痛くなる……そんな人間なので，自分に合わない食べ物は，罪悪感を感じながらも残す習慣が身についていきました。一度に食べられる量が少なく食事がすぐ終わってしまうので，なるべく味わいの喜びを感じられる食べ物を吟味して選ぶと共に，選んだ食べ物をしっかり味わって食べるようにもなっていました。マインドフルネス・ダイエットについて学ぶと，わずかながら自分の食べ方との共通点が見つかり，勇気づけられたことを覚えています。この書はダイエッ

トを目的とする方向けに制作しましたが，私のような虚弱体質の方にとっても，食べ物を選ぶ際の参考になったり，食べ物を残す際の罪悪感の軽減につながってくれたらなと密かに願っています。

　私が山市医師と職場で出会った頃，彼はまだ太っていました。彼は，特にダイエットを宣言することもなく，急速に痩せていき，それと共に，髪型や服にも気を遣うようになり，いつの間にか別人のようになっていきました。どんな体型も等しく素晴らしい個性ですが，痩せると彼のお腹が引っ込み，彼の健康面についてほっとしたのを覚えています。

　彼は元々，早食いで，わかりやすく美味しさを感じやすい揚げ物や炭水化物を摂ることが多かったようですが，初めは他の人と食事をとる際などに，あまり好きではなかった野菜や魚などをゆっくりと時間をかけて食べるようになり，次第にそれらの美味しさにも気付き，自然と健康的な食事内容へと変えていったと話していました。そんな中で私たちはマインドフルネス・ダイエットに出会い学び，もうすでに痩せ始めていた彼はより痩せやすくなり，より健康的な食事のとり方に気付き，ますます自信を獲得していったようです。彼の健康にとって，マインドフルネス・ダイエットのメソッドが本当に助けになったのだと思います。

　そして本文でも触れたように，マインドフルネス・ダイエットを学ぶことで，幸福感を高めるスキルは，皆さんの食事以外の場面においても波及していくことでしょう。例えば，マッサージを受ける時にはその指圧の心地よさに集中して幸福感を高めたり，大切な人とのコミュニケーションにおいては相手のひそかな喜びの表情に気付き，楽しい空気をしっかりと味わうといったことにもつながるかもしれません。大切な人にもマインドフルネスのメソッドを学んでもらうことで，大切な人と過ごす時間は何倍も濃くなるのではないかと思います。

　ひとまずは山市医師の，新しい習慣を取り入れることへの貪欲さ，素直さ，そして赤裸々に自らの体験を語ることができる率直な人柄に敬意を表すと共に，この本が皆さんのお役に少しでも立てることを，切に願っています。

横山貴和子

［著者略歴］

山市大輔（Daisuke Yamaichi）（監修・著）
産業医科大学卒。2018 年より慶應義塾大学医学部精神・神経科学教室助教。クラウドメンタル産業医代表。日本精神神経学会専門医・指導医。精神保健指定医。公認心理師。専門は心理学。大学病院での臨床・教育・研究や，産業医として産業精神保健診療に従事。

横山貴和子（Kiwako Yokoyama）（絵・著）
金沢大学卒。慶應義塾大学医学部精神神経科学教室共同研究員。日本精神神経学会専門医・指導医。精神保健指定医。子どものこころ専門医。産業医。公認心理師。専門は児童精神医学，心理療法。趣味は作詞作曲。本書では挿画や瞑想動画のナレーション・作曲も担当。

マインドフルネス・ダイエット
頑張らないから痩せていく

2023 年 12 月 20 日　印刷
2023 年 12 月 30 日　発行

監修・著者　山市　大輔
絵　・著者　横山　貴和子
発　行　者　立石　正信
発　行　所　株式会社金剛出版
　　　　　　〒112-0005　東京都文京区水道 1-5-16
　　　　　　電話 03-3815-6661　振替 00120-6-34848

装幀　戸塚　泰雄（nu）
装画　横山　貴和子
組版　古口　正枝
印刷・製本　三協美術印刷

ISBN978-4-7724-2012-9　C0011　　　　　　　　©2023 Printed in Japan

好評既刊

Ψ金剛出版　〒112-0005　東京都文京区水道1-5-16　Tel. 03-3815-6661　Fax. 03-3818-6848
e-mail eigyo@kongoshuppan.co.jp　URL https://www.kongoshuppan.co.jp/

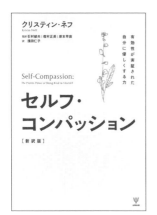

セルフ・コンパッション [新訳版]
有効性が実証された自分に優しくする力

[著] クリスティン・ネフ
[監訳] 石村郁夫　樫村正美　岸本早苗　[訳] 浅田仁子

セルフ・コンパッションの原典を新訳！　セルフ・コンパッション（自分への思いやり）について，実証研究の先駆者であるK・ネフが，自身の体験や学術的な知見をもとにわかりやすく解説。随所に設けられたエクササイズに取り組みながらページをめくれば，自然とセルフ・コンパッションを身につけることができる。めまぐるしく変わる社会情勢やさまざまなストレスにさらされる「疲れたあなた」を労わるバイブルが新訳新装版で登場。

定価3,740円

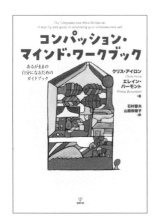

コンパッション・マインド・ワークブック
あるがままの自分になるためのガイドブック

[著] クリス・アイロン　エレイン・バーモント
[訳] 石村郁夫　山藤奈穂子

人生で何度も出くわす苦しくつらい局面をうまく乗り越えていけるように，自分と他者へのコンパッションを育てる方法について書かれたもので，コンパッション訓練の8つのセクションから構成されている。コンパッションが必要な理由，コンパッションの心を育てるときに大切な3つの「流れ」，注意と意識のスキル，「コンパッションに満ちた自己」のエクササイズ，コンパッションの力の強化，コンパッション・マインドの表現，生活のなかでのスキルの活用，コンパッションの維持を学ぶことができる。　定価3,960円

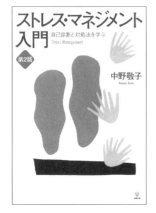

ストレス・マネジメント入門 [第2版]
自己診断と対処法を学ぶ

[著] 中野敬子

ストレスを自分でチェックし，軽減するようにコントロールする「ストレス・マネジメント」の技術をだれもが学べ，実践できるようにした本書は，多くの読者から好評をもって迎えられた。今回の改訂では，「レジリアンス」についても論及し，さらに認知行動療法の第三の波とされる「弁証法的行動療法（DBT）」の心理社会的スキル・トレーニングから，マインドフルネスなどのストレス対処に有効なスキルを取り上げ，その習得方法を解説。ストレスチェック，マネジメントに関心をもつ専門職の人々が，実践的に使えるワークブックとして活用することができるだろう。　定価3,080円

価格は10%税込です。

好評既刊

Ψ金剛出版　〒112-0005　東京都文京区水道1-5-16　Tel. 03-3815-6661　Fax. 03-3818-6848
e-mail eigyo@kongoshuppan.co.jp　　URL https://www.kongoshuppan.co.jp/

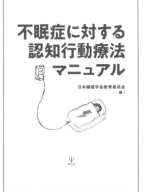

不眠症に対する
認知行動療法マニュアル

［編］日本睡眠学会教育委員会

本書では，不眠症に対する認知行動療法（Cognitive Behavioral Therapy for Insomnia, CBT-I）の実践法を解説する。セッションは6ステージに分かれ①CBT-Iの治療効果の説明，②睡眠に対する基本的な知識と不眠要因の説明，③漸進的筋弛緩法を行う，④・⑤刺激制御法と睡眠制限療法を組み合わせた睡眠スケジュール法を行い，睡眠－覚醒リズムを整える，⑥これまでの治療の振り返りを行う。治療者・患者双方にとって，有用なマニュアルとなるだろう。　　　　　　　　　　　　　　　　　　　　　　　　定価3,080円

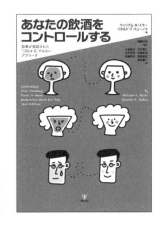

あなたの飲酒をコントロールする
効果が実証された「100か0」ではないアプローチ

［著］ウィリアム・R・ミラー　リカルド・F・ミューノス　［監訳］齋藤利和
［訳］小松知己　大石雅之　大石裕代　長縄拓哉　長縄瑛子　斉藤里菜　根本健二

本書は飲酒関連の問題点を解説し，問題飲酒に影響を及ぼす因子とそれらへの対応について丁寧に解説し，目標も減酒から断酒までと患者さんの意志にも十分配慮した形で提示している。特に減酒プログラムの参加者の最長8年に及ぶ追跡から，ミシガン・アルコール症スクリーニングテスト（MAST）とアルコール依存スケール（ADS）という2つのスクリーニングテストの得点によって，減酒か断酒かの目標を選択できる可能性を示している点は，特長の1つである。　　　　　　　　　　　　　　　　　　　　　　　定価2,640円

頑張りすぎない生き方
失敗を味方にするプログラム

［著］エリザベス・ロンバード
［監訳］大野 裕　［訳］柳沢圭子

「完璧主義」は必ずしも悪いことばかりではないのだが，そのためにあなたを苦しめていることがたくさんある。本書では認知行動療法に基づいたBTP（Better Than Perfect：完璧よりもすばらしい）プログラムを使い，自分の思考パターンをより良い方向に変えていく。各章には，自分で書き込む質問票があるので，読みながら自分の意見や感想を書き込み，自分自身を見つめ直しながら，思考を整理していこう。読後には，完璧よりもすばらしい人生が待っている。　　　　　　　　　　　　　　　　　　　　定価3,080円

価格は10%税込です。

好評既刊

Ψ金剛出版　〒112-0005　東京都文京区水道1-5-16　Tel. 03-3815-6661　Fax. 03-3818-6848
e-mail eigyo@kongoshuppan.co.jp　URL https://www.kongoshuppan.co.jp/

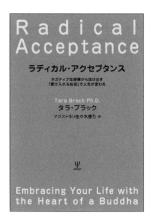

ラディカル・アクセプタンス
ネガティブな感情から抜け出す
「受け入れる技術」で人生が変わる

[著]タラ・ブラック
[訳]マジストラリ佐々木啓乃

あるがままの自分すべてを受け止めよう。といっても簡単なことではない。「自分はダメな人間だ」と誰しも思ったことがあるだろう。ただそれにとらわれていては見えるものも見えなくなってしまう可能性がある。「思い込み」は怖い。それを取り去るには積極的な心と頭のトレーニングが必要であり，本書ではそのトレーニング方法を提示する。ありのままにすべての物事を受け入れられた瞬間あなたにとって真の自由が開かれるだろう。　定価3,520円

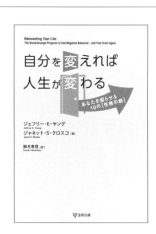

自分を変えれば人生が変わる
あなたを困らせる10の[性格の癖]

[著]ジェフリー・E・ヤング　ジャネット・S・クロスコ　[訳]鈴木孝信

「自分の自信のなさがバレたら誰も自分のことを受け入れてくれない」――このような人生を通じて繰り返されるスキーマ（思考・行動・感情のパターン）を本書では［性格の癖］と呼んでいます。［性格の癖］は，子どもの頃に見捨てられたり，過保護に育てられたりといった経験から作られていきますが，それは大人になってからも持ち続け，自信を持てなくなったり人生を楽しむことができなくなったり，心の病気に影響を与えることにもなります。あなたを困らせている［性格の癖］に向き合って，自分自身の人生を取り戻しましょう！　定価3,520円

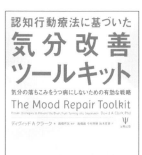

認知行動療法に基づいた
気分改善ツールキット
気分の落ちこみをうつ病にしないための有効な戦略

[著]ディヴィッド・A・クラーク　[監訳]高橋祥友
[訳]高橋晶　今村芳博　鈴木吏良

頻繁に生じる抑うつ気分と必死に闘っているクライエントの対人関係を豊かにし，日常生活を円滑に送れるようになってもらうための，抑うつ気分回復に向けたサイコセラピー活用ガイド。本書では，認知行動療法の理論を治療戦略の中心部分とする，日常生活が抑うつ気分に支配されないよう，クライアントの「感情→思考→行動」に変化をもたらすための多くのツールを紹介，解説する。　定価3,960円

価格は10%税込です。

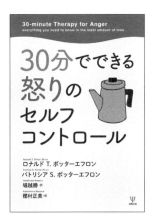
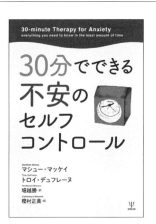
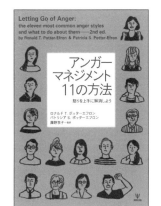

Ψ金剛出版

〒112-0005 東京都文京区水道1-5-16　Tel. 03-3815-6661　Fax. 03-3818-6848
e-mail eigyo@kongoshuppan.co.jp　URL https://www.kongoshuppan.co.jp/

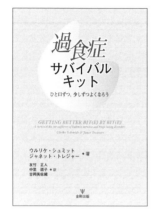

過食症サバイバルキット
ひと口ずつ，少しずつよくなろう

［著］U・シュミット　J・トレジャー
［訳］友竹正人　中里道子　吉岡美佐緒

本書は，摂食障害の治療で定評のあるロンドンのモーズレイ病院において，患者とその家族，援助者のためのテキストとして長く使われてきた。摂食障害，特に過食症の治療は困難であり，心の臨床家はその対応に悩まされている。患者は，自滅的，強迫的な思考パターンに陥り，最悪の場合は死に至ることもある。著者らは，動機づけ面接の技術をベースにして，多くの患者の体験談を挿入し，認知行動療法によるアプローチについてわかりやすく解説している。　　　　　　　　　　　　　　　　　　　　　　　　　定価3,520円

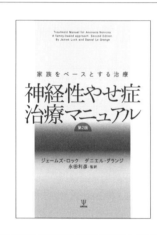

神経性やせ症治療マニュアル 第2版
家族をベースとする治療

［著］ジェームズ・ロック　ダニエル・グランジ
［監訳］永田利彦

本書は青年期の神経性やせ症の治療者向けマニュアルである。マニュアル化された精神療法，エビデンス重視は，個人的な経験だけに基づく「怪しげな治療」を排除する利点があった。操作的診断とマニュアル化された精神療法は最も基本的な到達点であり，初学者にとっては，それに達していないと次はない。本書ではマニュアルに凝り固まらず各段階における治療アプローチの詳細と合わせて，その都度の過程における家族の関わり方を詳述しており，必読の書となっている。　　　　　　　　　　　　　　　　　　定価4,620円

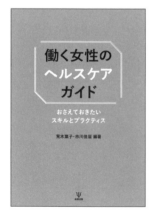

働く女性のヘルスケアガイド
おさえておきたいスキルとプラクティス

［編著］荒木葉子　市川佳居

働く女性が，自身のライフステージや年代ごとの特性を知り，健康・疾病に関する知識を深め，長く元気に働き続けられるためのヒントを得られるのはもちろんのこと，一緒に働く男性や経営者，人事労務担当者，産業保健スタッフなど，役職やジェンダーを問わず，誰もが新たな視点や学びを得ることができるヘルスケアガイド。知っておくと役立つ女性の健康管理のポイントを，キャリアやメンタルヘルス，健康・疾病，人事労務管理，企業経営などのあらゆる視点からおさえ，さらには実際の企業における取り組みもベストプラクティスとして掲載。　　　　　　　　　　　　　　　　　　定価3,520円

価格は10%税込です。